中医
海外赤子
学术文丛

中医
海外赤子
学术文丛

经典与现代
——针灸在美国热点对话录

巩昌镇 ■ 主编

编 委

陆 飚　王少白　李灿辉

金观源　陈德成　冷三华

彭增福　刘宝库　李永明

人民卫生出版社

·北 京·

图书在版编目（CIP）数据

经典与现代：针灸在美国热点对话录 / 巩昌镇主编
. —北京：人民卫生出版社，2022.9
（中医海外赤子学术文丛）
ISBN 978-7-117-33538-6

Ⅰ.①经… Ⅱ.①巩… Ⅲ.①针灸疗法 —研究 Ⅳ.
①R245

中国版本图书馆 CIP 数据核字（2022）第 161654 号

人卫智网 **www.ipmph.com**	医学教育、学术、考试、健康， 购书智慧智能综合服务平台	
人卫官网 **www.pmph.com**	人卫官方资讯发布平台	

经典与现代——针灸在美国热点对话录
Jingdian yu Xiandai——Zhenjiu zai Meiguo Redian Duihua Lu

主　　编：巩昌镇
出版发行：人民卫生出版社（中继线 010-59780011）
地　　址：北京市朝阳区潘家园南里 19 号
邮　　编：100021
E - mail：pmph @ pmph.com
购书热线：010-59787592　010-59787584　010-65264830
印　　刷：北京顶佳世纪印刷有限公司
经　　销：新华书店
开　　本：710×1000　1/16　　印张：11
字　　数：180 千字
版　　次：2022 年 9 月第 1 版
印　　次：2022 年 10 月第 1 次印刷
标准书号：ISBN 978-7-117-33538-6
定　　价：88.00 元

打击盗版举报电话：**010-59787491**　E-mail：**WQ @ pmph.com**
质量问题联系电话：**010-59787234**　E-mail：**zhiliang @ pmph.com**
数字融合服务电话：**4001118166**　E-mail：**zengzhi @ pmph.com**

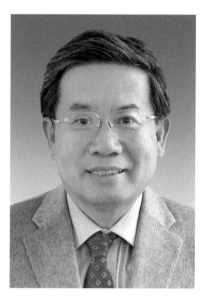

巩昌镇博士

美国中医学院创院院长,北京中医药大学客座教授,全美中医药学会副会长、教育委员会主任,美国明尼苏达州中医协会会长,世界中医药学会联合会翻译专业委员会副会长,温州医科大学中美针灸康复研究所专家委员会高级特聘专家。美国《国际针灸临床杂志》主编,人民卫生出版社"中医海外赤子学术文丛"总主编。曾主编"中华针灸要穴丛书"(20 册)、"中华针灸临床精粹系列丛书"(10 册)、"难病奇方系列丛书"(72 册)等,与陈少宗教授合作出版《现代针灸学》。

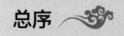

总序

美国中医学院院长 　　　　　　　**巩昌镇　博士**

越是民族的,就越是世界的。

中医四十年的海外之路就是这一命题最有力的证明。

呈现在读者面前的这一套"中医海外赤子学术文丛",是中国改革开放四十年来中医针灸学者在海外传承、创新和融合的结晶,全面反映了一代海外中医人的思考与奋斗、梦想与光荣。

四十年前,国门大开,中国学者走向世界,中医医生也开始走向世界。他们肩负中国最优秀的传统文化行迹天下,走到哪里就在哪里扎根。他们在不同地域、不同国家,服务于不同肤色的民众。从美国的纽约到塞舌尔的维多利亚,从英国的伦敦到巴西的圣保罗,从马来西亚的吉隆坡到南非的开普敦,诊所星罗棋布,遍布寰球,成了当地社会宝贵的医疗财富。除了开业服务,他们还宣传演示,兴办教育,著书立说,推动立法,努力把中医针灸推及各国医学卫生领域。

四十年来,海外中医针灸,一方面,不失传统,克绍箕裘,另一方面,又有所发展,有所创新。传承与创新,相辅相成,尤其是,在异国他乡,针灸这一朵奇葩,经过四十年的发展,终于绽放满枝,熠熠生辉。无怪乎,中国的针灸医生获得了大部分国家的认可,这在众多专业人才中,可谓独占风气,实在是中医走向世界的一个高耸的地标。

"中医海外赤子学术文丛"全面检阅了海外中医针灸学者四十年来的学术成就。"文丛"着力突出四个方面:

第一,传承性。"文丛"的作者都是中国中医院校培养出来的优秀学子,是祖国医学的直接传承者。他们虽侨居海外,不忘挖掘经典,孜孜矻矻,从经典中寻求智慧,寻求答案,并将经典发扬光大。"文丛"是他们继承传承的一份成绩单。

第二,前瞻性。四十年来,海外中医医生致力于学科交叉地带的创新。"文丛"反映了他们把中医针灸融入新的医学领域的努力,展示了中医全球发展的光辉前景,也必将为祖国医学的繁荣与进步提供重要借鉴。

第三,实用性。"文丛"作者都是临床一线的实战人物。他们日出日落,反复摸索怎样使理论切实可用。丛书记录了许多临床实例,充分体现了理论和应用的紧密相连,为临床医生提供了不可多得的范例。

第四,开放性。"文丛"不拘统一的格式,不受教科书的束缚。丛书每一册都代表着作者的独特个性:一个方剂、一种针法、一个理论、一种学说,都是自己的,不是别人的。丛书包容个性,海纳百川。

四十年前,中国的中医针灸走向世界;

四十年后,海外的中医针灸又回报祖国。

海外的中医针灸是中国的;

中国的中医针灸是世界的。

2017 年 9 月 9 日
于美国明尼波利斯美国中医学院

守恒求变　血脉永续

　　百年以前，物理学经历了一场伟大的革命。波尔的原子模型提出后，统治物理学二百年的牛顿力学体系受到了严重挑战。在量子力学体系的整体框架完成之前，物理学经历了一个理论丛生、争辩热烈，经典学者与现代名流齐驱的异乎寻常的年代。正是在那样一个物理学高歌猛进的阶段，一大批大师获得了穿越时空的崭新认识和理论成果。后来领导了"曼哈顿计划"的"原子弹之父"尤利乌斯·罗伯特·奥本海默曾说：

　　"那是一个在实验室里耐心工作的年代，有许多关键性的实验和大胆的决策，有许多错误的尝试和不成功的假设。那是一个真挚通讯与匆忙会议的时代，有许多激烈的辩论和无情的批评，里面充满了巧妙的数学性的挡驾方法。

　　对于那些参加者，那是一个创新的时代，自宇宙结构的新认识中他们得到了激奋，也尝到了恐惧。这段历史恐怕永远也不会被完全记录下来。"（杨振宁、翁帆《曙光集》）

　　从上世纪 60 年代开始，以针刺麻醉为契机，针灸的研究引进了现代科学方法，现代医学开始与传统针灸进行交融，建立在经络气血理论基础上的经典针灸也遇到了空前的挑战。奥本海默描述的出现在上世纪初物理学界的景象似乎也出现在了针灸领域。在几十年内，各种针灸理论萌生，各种针灸方法创建。与此同时，作为中国传统医学的杰出代表，针灸更以史无前例的速度向世界各地传播，针灸的临床发展和理论研究以势不可挡的姿态引起世界医学界的关注。因为地域体量、国土民情、文化传统等诸多原因，美国成了中国之外的最大的海外针灸基地。上世纪 70 年代，尼克松总统访华后，针灸热在美国兴起。风雨兼程，春华秋实，针灸的临床与理论研究在美国走出了一条独特的道路。《经典与现代——针灸在美国热点对话录》正是记录了一批移居海外的针灸人对针灸医学的当代贡献。这些贡献既包含他们构建的新理论,创造的新方法,也包含他们对传统的深度挖掘和对经典的刮垢磨光。与其说这些贡献讲述着他们的辉煌成就,还不如把它们描述成一个过程。这些贡献不是这一过程的开始,也不是这一过程的结束,甚至连这一过程的开始的结束都不是。针灸在美国、在海外的传播是一个伟大的航程。本书只是对这一航程做了一个阶段性标记。

针灸作为一门临床医学,千载传承,枝繁叶茂。针灸来到美国既有保持原创要素、根植传统的一面,又有与时俱进、华丽转身的一面。对于带有连续传统的针灸来说,经典与现代就像是一枚硬币的两面,互相依存,互增互长。传统针灸行进在现代社会,必然要受到现代关注和现代研究。本书正是针灸在美国四十年传承、发展、发扬、创新的一部实录。

本书收录了主编与九位针灸学者在过去几年内完成的一系列对话,都是这些学者来到位于美国明尼苏达州的美国中医学院为博士班讲课时完成的。这些对话的大部分已经公开发表在《中医药导报》《明州时报》《华兴报》等学术杂志和地方报刊上。针灸理论和临床肇始于中医经典著作《黄帝内经》,正所谓岐黄之道。岐黄之道的最早的、最持久的表现方式是以对话形式影响至今的。本书采用这一传统对话形式,再现了针灸理论和针灸临床在当代海外,特别是在美国的最新发展和讨论热点。

针灸是以什么理论为基础的?针灸穴位的本质是什么?针灸手法如何发展、技术如何传承?针灸是如何与相关学科交叉而获得新的发展的?针灸疗效如何能进一步提高?针灸技术传承几十年来中外专家们所做的临床实验研究如何改变了我们的针灸发展?等等问题,貌似普通,实则深邃,无时无刻不萦绕在我们的心头。本书正记录了对相关问题的探索与回答。李永明博士正是在经历了西方一次又一次的在主流医学杂志上发表真假针灸无差别的大型临床试验报告后,经历了一次又一次对于经典针灸理论的冲击后,突破中国针灸的经典理论,提出了融合自愈效应、安慰剂效应、心身作用、泛穴效应、特殊穴效应五个层次的气球模型。我亲自观摩并体验了在美国纽约时代广场边的两个针灸医生王少白博士和刘宝库博士临床使用着不同的针灸方法,他们各自的诊所车水马龙,他们各自发展了自己的针灸理论体系与临床技术:王少白博士的糖针——舒适化针灸;刘宝库博士的针灸瘢痕松解术。我也见证了陈德成博士在美国中医学院博士班授课期间,在短短的三天时间里,没有招募,没有宣传,在课后和课间,腰痛、肩痛、关节痛的病人排起了队,等待陈德成博士的针灸治疗,他的动筋针法就是这样从成千上万的病人身上总结出来的。

　　临床疗效是临床医学的生命根本。经典针灸已经有了临床疗效的历史记录。为了提高临床疗效,陈德成博士发展了把局部运动和针灸结合起来的动筋针法,刘宝库博士发展了聚焦筋膜层瘢痕结构的针灸瘢痕松解术,冷三华博士发展了基于 C 神经结构的针灸理疗学。他们各自在针灸的前沿结合其他领域的发展把针灸向前拓展。继往圣,开来学,金观源教授建立的反映点针灸学融合现代生理学的最近进展,试图揭开针灸实质。彭增福博士把“以痛为输”“阿是穴”理论与现代结合并明晰阐释,成为发挥激痛点针灸技术的开拓者。李灿辉博士的精准针灸的目标聚焦在了皮、肉、筋、脉、骨的五体解剖结构与组织上。王少白教授则从适应美国病人的一线需求提出了糖针——舒适化针灸。陆飚教授宗经典传统实质,融现代针灸要素,而成发人深省之说,于现代临床颇有助益。

　　本书前半部分内容侧重于经典针灸的发扬与挖掘,后半部分则侧重于现代针灸的发挥与发展。在访谈中,与我交流的学者们都认为针灸来到海外后,她的价值更加凸显出来。这让我想起哥伦比亚作家、诺贝尔文学奖获奖者、《百年孤独》作者马尔克斯说过的一句话:“只有当你远离家乡,来到一个陌生的地域,‘家乡’的面目才会变得清晰起来。”何止如此,一代针灸人带着自己文化的传统,来到新的疆域,既是继续发扬了自己的传统,又是发展了这门伟大的医学。

　　针灸医学的现代发展是正在进行时。美国针灸的发展绝不仅限于这些对话内容,即使是这些对话的作者们,他们的针灸理论和临床技术也在发展中,但是我们从中也看到针灸医学的伟大复兴与勃勃生机。1962 年,奥地利裔英籍分子生物学家马克斯·费迪南·佩鲁茨,在诺贝尔奖授奖仪式后,用这样的话结束了他在瑞典皇家科学院的演讲:"请原谅我在这样一个伟大的场合向你们报告,这些研究成果还正在创造中。但是知识的阳光闪烁是滞钝的,只有那对曙光和黎明的期盼才是激动人心的。"我想针灸界的同仁们一定也有这样的期盼。

在这个伟大的时代,万古医术针灸作为正在复兴的体表医学的卓越代表已经成为医随国运、东学西渐、文明交汇的标志,《经典与现代——针灸在美国热点对话录》倘能被读者视为见证之一,余心足矣。

巩昌镇
2022 年 8 月于美国明尼苏达

目录

第一章

回本归源　本立道生

——与陆飚教授关于跳针针法的对话

　　陆飚医生先后毕业于甘肃中医学院(现甘肃中医药大学)、北京中医学院(现北京中医药大学),师从郑魁山教授、杨甲三教授、贺普仁教授等多位针灸大家。1991年移居美国,在友三中医药大学任教。1997年创立美国传统中医康复中心,任全美中医药学会针灸委员会主任。陆飚医生综合先师们的手法经验,提出"气至冲动"、大道至简的针刺得气的跳针手法,简单易学,临床疗效较为明显。陆医师在美行医20余年,在主持繁忙的临床工作之余,还执教于加州多所针灸学院,并多次在美国各地讲学,无私分享针灸临床30年来的宝贵经验。对学生们提出的各类问题,从理论到实践都尽可能予以令人信服的回答。

饮 水 思 源

　　巩昌镇:陆医生,您从国内师承多位针灸巨人,郑魁山教授、杨甲三教授、贺普仁教授,把他们的针灸技术带到美国发扬光大,进而创建自己以"跳针"为核心技术的针法体系,可否请陆医生在我们对话的开始介绍一下,从老先生身上继承了哪些要素而成就了您的"跳针"针法?

　　陆飚:他们都是非常高明的临床大家,各有特色,能分别跟随这些大家学习,真是三生有幸。

　　杨甲三老师的针灸和大方脉造诣一样精湛,在跟随杨老学习的过程中,作为学生的我学会了很多的治疗大法,对疾病的认识超越了局限性的症状,这一点很重要,属于战略眼光问题,有时候尽管我们在战术上占了优势,但输掉整个战役,最后也得不到预期的效果。比如有些医生一见病人疲乏就补气,一见失血就止血,一见咳嗽就化痰止咳,见到腹泻就止泻,这种治疗多数不会有好的效果,即使有一些症状上的改善,往往也是捡了芝麻丢了西瓜;有时候还很危险,好比患痢疾的病人,上来就给予止泻,病人腹泻也许会马上止住,却有可能丢了性命。如果仅有某一个局部症状的改善,而整个病程没有同时缩短的话,就不能算作有效的治疗,许多感冒病人,一旦过早使用化痰药物,病程反而大幅度延长,这是大忌讳。对疾病的认识不局限于局部症状,自始至终把控全局,尽可能地缩短病程,这一点,非顶尖高手不可为。

郑魁山老师的长处在于针刺手法,郑老家传的烧山火透天凉手法真是一绝。郑老在临床上几乎不用中药,也很少用灸法,一切疑难杂病都靠手中的一根针解决,而且效如桴鼓。系统学习郑老家传手法可以大幅度提高临床治疗效果,往往可立竿见影。这在临床上是非常重要的。

学习两位老教授的临床经验可以同时掌握具体战术和总体战略两方面的技能,正好互补。

巩昌镇:现在回头来看,还有哪些经历为您创造扎跳技术做了前期准备?

陆飚:我跟随多位针灸大家临床多年,对于针灸治疗应该具有什么样的疗效才算好的治疗这一点是清楚明了的。因此,自己上临床之后,就总是想方设法复制老师们的疗效,每每以失败告终。也曾经幻想着用一些老师们不曾使用过的方法,也许可以在疗效上超过老师们。然而,经过多年的努力,这些不实的念头还是化为灰烬,老师们没有用的方法不是老师们不了解,而是经过几十年的临床摸索,他们早已找出了具有最好疗效的方法并加以验证了几十年。

我因为在针灸教研室工作两年,又复习考研究生,念研究生时期有大量时间学习查阅文献,几乎所有文献上有记载的理论都试过,像子午流注、灵龟八法、飞腾八法、耳针、头皮针、腕踝针,各种特定穴相互之间的配伍,等等,可谓是绞尽脑汁,却都无法让自己满意,不是这些试过的方法没有效果,而是效果不稳定,在甲病人身上很有效,乙病人身上就效果不明显,刚开始效果不错,几次后就无法进一步取效,总之,无论如何都无法复制出老师们的效果来。

有一天,灵光一现,可谓愚者百思终有一得,古人都在反复强调"得气"是针灸临床取效的关键,我何不从得气上下手。记得郑老提过,一些教科书上得气的定义有误导学生之嫌,真正的得气有"气至冲动"伴随,也就是肌肉会跳一下,但是郑老并没有详细说明哪些穴位可以扎跳,扎跳后如何进一步操作,于是我就一门心思钻研扎跳技术。在三百多个传统穴位上,可以轻松扎跳的穴位有七十多个,而能够扎跳的点位有几千个也不止。自从用扎跳理论来治疗疾病后,其效果超过了我过去试过的所有方法,也极大限度接近了老师们的临床疗效。在使用扎跳方法之前,也许只能重复出老师们疗效的 20%~30%,使用扎跳方法后,可以重复出老师们疗效的 70%~80%,甚至有些病疗效在 90% 以上。

几乎所有古代针灸学家都异口同声强调得气的重要性,而有些人一旦在没有得气的情况下取得了一点点疗效就马上彻底否定古人的忠告。古人强调得气重要并不代表古人不了解不得气也会得到少量效果,而是相比之下,得气的情况下疗效更佳。

何 为 扎 跳

巩昌镇:何为扎跳?扎跳是如何操作的?

陆飚:扎跳是医者将针刺破皮肤后继续缓慢进针时,会引动肌梭收缩而产生肌肉跳动。施术者肉眼可见肌肉的跳动,也可以由押手感觉到。针刺掌骨或跖骨边缘的穴位可以引起相邻手指或足趾的抽动。进针后如果没有激发肌肉跳动,可以将针退至皮下,换方向再找。如此反复操作,直到找到"感应点"而引动肌肉跳动。有时候在退针的过程中,针尖也会触碰到经络的感应点,引起肌肉的跳动。肌肉的跳动,是针尖激发了经气的运行而引起的,此为得气或气至。一旦扎跳应马上停止进一步进针,要即刻将针尖停留在引发跳动的点位上才能"守住气"。得气容易守气难,得而复失等于没有得到,还需要重复上述步骤直到得气并守住,这才是行施手法的最佳时刻。扎跳后,可以捻转滞针,保持针尖位置不动,此为守气。每次捻转针柄,肌肉都会跳一下,说明气守住了,气不丢。在守气时,加电针仪通电可以提高疗效(电针的波形和频率不影响疗效)。守气时,行烧山火、透天凉等操作方法,可以使皮肤表面温度升高或降低 1℃ 以上。扎跳得气如同将钥匙插入锁眼,是针刺起效的第一步。只有插入正确的钥匙顺时针或逆时针转动才能打开锁。也只有扎跳得气才是取得疗效的关键。其他任何寒热补泻手法都要在扎跳得气的基础上才能完成。

出现扎跳现象的穴位

巩昌镇：我们身上有几百个穴位，扎跳现象不是在每一个穴位上都会出现的，那么在身体的哪些穴位上容易出现扎跳现象呢？

陆飚：在多年扎跳的临床实践中，笔者积累到容易扎跳的穴位（及所在部位）、治疗点包括丰满的肌肉，如三角肌、臀大肌、股四头肌、腓肠肌等；骨边的穴位如合谷、外劳宫、后溪、足临泣、太冲、照海、公孙、申脉；下腰部的华佗夹脊穴，胫骨外侧缘、肩胛骨内侧缘的穴位等；病变部位，如疼痛、紧张、硬结等阳性反应点。三角肌上的肺经、大肠经、小肠经、三焦经，针刺都可以引起肌肉的跳动。针尖触碰到经络时，针尖下沉，针尖周围的肌肉跳动一下，看上去如水上涟漪，生动再现了"鱼吞钩饵之沉浮"的描述。在三角肌上任意扎跳两针，通电，可以治疗对侧腰部、骶髂关节、髋部、腹股沟、大腿及膝部的疼痛。经过多年摸索，人体上的三百六十一个传统穴位中，有七十多个穴位可以很容易做出扎跳，有些穴位不容易扎跳，也就是重复性不高，比如膀胱经在后背的两条经线，背俞穴，腹部任脉及胃经的穴位，如上脘、中脘、下脘、关元、气海、梁门、天枢等，一旦有邪气聚集在局部时就容易扎跳，否则很难，此类穴位没有选入可扎跳穴位中；有些两个传统穴位之间的经线上几乎所有点位都可以扎跳，比如曲池与手三里连线，后溪与腕骨连线，三角肌上的四条经线包括肺、大肠、三焦、小肠，这些经线上几乎所有点位都可以扎跳，但没有被收录在扎跳穴位名单中，如果把所有能够扎跳的点位都收录进来的话，会有上千个点位，这些点位分布在全身各处，灵活运用可以治疗全身各部位的疾病。

还有一种现象是留针过程中针体自发地无规律地跳动，笔者认为这是针尖刺激经络，激发经气运行后，促使邪气外泄的表现，通常也会取得很好的疗效。比如病变局部扎跳后留针就经常出现针体自发跳动的现象。另外，当患者有泌尿生殖系统疾病时，在公孙、照海、然谷等部位的留针过程中针体经常会不规则地跳动。

巩昌镇：您的针刺"得气"总会引起肌肉的跳动，那么传统针刺"得气"也会引起肌肉跳动吗？

陆飚：针灸界普遍认为，"得气"或称"气至"是针刺临床取效的关键。正如《灵枢·九针十二原》曰："刺之而气不至，无问其数；刺之而气至，乃去之……刺之要，气至而有效，效之信，若风之吹云，明乎若见苍天，刺之道毕矣。"《金针赋》曰："气速效速，气迟效迟。"《标幽赋》曰："气速至而效速，气迟至而不治。"综合古人论述，结合临床实际，可以把"气至"与疗效的关系归纳为：得气迅速，疗效较好；得气缓慢，疗效较差；不得气者，难于取效。

既然"得气"或称"气至"如此至关重要，那么什么是"得气"或者"气至"呢？按目前针灸教科书上记载的内容来看，"得气"或"气至"亦称针感，指将针刺入腧穴后所产生的经气感应。当这种经气感应产生时，医者会感到针下徐和或沉紧，同时，患者会在下针处出现相应的酸、麻、胀、重、困等感觉，甚或有沿着一定部位，向一定方向扩散传导的感觉；如无经气感应而未"得气"时，医者则感到针下空虚无物，患者亦无酸、麻、胀、重等感觉。一般而言，胀、重易出现触电感，向上下传导，或向远端放散；腹部多为沉压感，腰背多酸胀感。寒证、虚证为阴，得气后多有酸、麻、痒等感觉；热证、实证为阳，得气后多为胀、触电样感觉。

《标幽赋》说："气之至也，如鱼吞钩饵之沉浮；气未至也，如闲处幽堂之深邃。气速至而速效，气迟至而不治。"明确表明"得气"后会有一个如鱼吞钩饵样"动"的现象出现。

按照经典著作理解得气

巩昌镇：陆医生反复强调经典著作"得气"的动态性，如何来佐证您对"得气"的理解更加符合经典著作的原意呢？

陆飚：从古人最初选词用字上来看：古人著述写作很不容易，务求简练，在竹简上写作，选词用字必须斟酌再三。"得"是动词，隐含动之义，"气"属阳，永远都在运动，其运动的形式就是升降出入，对人体生命活动至关重要。如《素问·六微旨大论》岐伯曰："出入废则神机化灭，升降息则气立孤危。故非出入，则无以生长壮老已；非升降，则无以生长化收藏。是以升降出入，无器不有。故器者生化之宇，器散则分之，生化息矣。故无不出入，无不升降。化有小大，期有近远，四者之有，而贵常守，反常则灾害至矣。""气至"的"至"又是一个动词，只有运动的东西才能"至"，一个静止的东西是无法到来或者至的，我们不能说泰山至了，所以说"得气"或者"气至"已经暗示"动"的含义了。

巩昌镇："得气"伴随的肌肉跳动是完全区别于动脉的跳动的,如何来区分这一点呢?

陆飚:古人的各种书籍上都明确表明"得气"与"气至"一定伴随肌肉的跳动,比如《难经·七十八难》中说:"其气之来,如动脉之状。"这里说动脉之状,因为是肌肉跳动,是没有节律的跳动,所以不同于动脉有节律的跳动,只能称为动脉之状而不能完全画等号。《灵枢·终始》说:"邪气来也紧而疾,谷气来也徐而和。"明确说明气至有邪气至与谷气至之分,邪气至的跳动比较剧烈,而谷气至的跳动比较和缓。《标幽赋》说的"气之至也,如鱼吞钩饵之沉浮",更为形象,活鱼吞了钩饵一定会挣扎着要逃离,持钓竿人的手上一定会感到不断地跳动,这一点与鱼钩卡到水草或石缝中的感觉不同,所以最后的动词"沉浮"进一步强调了这种动的感觉。《针灸大成》中说:"秋冬三十六息,先浅后深,徐徐而入,气来如动脉之状,针下轻滑。未得气者,若鱼之未吞钩;既吞得气,宜用补泻。补:随其经脉,推而按纳之。"可见古人对"气至"或称"得气"的描述都明确形象地表明了跳动的现象。关于酸麻重胀作为针感而代替"得气"或"气至"的溯源,直到清末一部署名江上外史的凌氏传人所作《针灸内篇》中记述凌云的学术思想才有了针后酸麻胀等的雏形,"针灸之道,治有三法,风病则痛,寒病则酸,湿病则肿,如酸麻相兼,风寒两有之疾。凡针入穴,宜渐次从容而进,攻病者,知酸知麻知痛,或似酸似麻似痛之不可忍者即止。"而现代,对针感的描述也不局限于酸麻重胀,根据对针刺的敏感度和个体差异,患者会有不同的感觉和反应。轻者针刺部位有酸、麻、胀、重等感觉,重者会循经感传或出现沿着一定的方向和部位传导与扩散现象,有些患者还会出现热、凉、痒、痛、抽搐、蚁行等特殊感觉。医者的针感主要表现为施针手指下体会到的针下沉紧、涩滞或针体颤动等感觉。当今的针灸教科书沿用了针感的概念,却忽略了原有的动的概念,这一变化可谓差之毫厘,失之千里,使得针灸的临床疗效大打折扣,如再不能正本清源,还历史以真相,那么针灸的前途堪忧。难怪当前的许多临床观察报告声称,真针灸与假针灸的临床观察对比报告显示其差别非常小,有人提出泛穴论,更有人把针灸疗效归为安慰疗法,可见针灸的境况实在令人担忧。但是如果我们针灸行业内部能明确古人的"得气""气至"学说,将"得气"客观化,让各种临床科研观察报告皆有案可循,有客观依据,那么未来的科研报告就会印证古人所描绘的针灸疗效"如汤泼雪"。古人在几千年的临床实践中积累的经验,我们绝不能轻易丢掉。

电针的担法

巩昌镇：应用电针,陆医生发明了"担法"。"担法"如何作解？有什么应用范围呢？

陆飚：在扎跳得气的基础上,我又发明了担法,即在病位两侧各扎跳一针,电针仪通电,电流通过和覆盖部位的疾病都可以得到治疗。病变好比一块大石头,两边两根针通过一线电流把石头抬出来,故曰担法。担法的应用使针刺的点状刺激变成了长时间持续稳定的线状、片状或面状的刺激。守气的同时又避免了施术者长时间费时费力的手法操作和患者忍受强烈的酸麻胀痛等针感。一般的针法,针刺后通电,需要较大的电流才能使患者有所感觉而肌肉跳动幅度小,甚至没有肌肉的跳动。由于机体的适应性,患者的感觉逐渐减弱。扎跳后通电,通常很小的电流就可以引起肌肉较大幅度的跳动。如果针尖不移位,肌肉的跳动不会随时间的推移减小幅度。治疗时以保证针尖位置不动,肌肉轻微跳动为原则。疗效与患者的自我感觉无关。担法的灵活应用极大地拓宽了针刺疗法的治疗范围,即使疾病位于不易扎跳或过于敏感的部位依然可以气至病所,气留病所,功专力宏,保障疗效。比如双侧肩井扎跳通电治疗头颈部疾病,双侧血海扎跳通电治疗泌尿生殖系统的疾病,臀大肌上扎跳一穴加腓肠肌上扎跳一穴通电治疗坐骨神经痛等。有心脏起搏器的患者不能使用电针。

纠正得气的错误理解

巩昌镇：陆医生反复提到针灸教科书对于得气概念的定义不够正确,表现在哪些方面呢？

陆飚：我认为扎跳就是要拨乱反正,正本清源,让被现代教科书上误导的得气概念重新回归到古人所描述的本源上来。当前普通教科书上提到得气就是：医者感到针下沉、紧、滞、涩；同时患者感到酸、麻、胀、困。这是最大的误导。我们在讲课时经常示范,在人体身上任意一个点位都可以轻而易举地扎出这种酸、麻、胀、困的"针感"来,甚至不必扎针,用手指一掐就可以有这种感觉,如果扎哪里、怎么扎都"得气",那么得气还有什么意义？还学习经络和穴位干吗？看看

7

我前面提到的古人的描述就很清楚了。

巩昌镇：也就是说，"得气"与针感是完全不同的两个概念。一个是客观现象，一个是主观感受。那么"得气"或称"气至"与针感的区别是什么呢？

陆飚："得气"或称"气至"是一种客观加主观感觉的综合反应，时常伴随肌肉跳动，比如《素问·宝命全形论》曰："手动若务，针耀而匀，静意视义，观适之变，是谓冥冥，莫知其形，见其乌乌，见其稷稷，徒见其飞，不知其谁，伏如横弩，起如发机。"这里说针刺的时候，要冷静地观察"气至"后形气的变化，气之至时有如鸟鸣之流畅，又如鸟飞之迅疾，只见其飞来飞去，不知其为谁，所以当用针之时，当其气尚未至也，应留针候气，有如横弓待发，当其气至之时，有如拨机发箭一样的快速。这些细微变化需要细心地观察才能体会到，既然施术者可以完全体会察觉气机的变化或运行，那就不仅仅是患者的主观感觉了，也不只是一个针下沉紧能代表所有内涵的。

扎跳与疗效高度相关

巩昌镇：为什么说"扎跳"是取得疗效的关键呢？

陆飚：针灸的唯一目的就是治病救人，如何提高临床疗效迫在眉睫，如果临床疗效一样就没有必要咬文嚼字，既然古人反复强调"得气"是针灸取效的关键，就说明这是古人在临床实践中经过上千年、无数人反复检验过的最精华的内容，我们绝不可以轻易就换掉。把最重要的内容丢掉了，还如何能在临床上得心应手？我二十多年的临床反复验证，一旦针尖准确地碰触到经络或腧穴上就会引发局部肌肉的跳动，这就是原汁原味的原本的"得气"，其临床效果与仅仅只有酸麻困胀重的效果有天壤之别，自从二十多年前开始讲述扎跳针法以来得到了无数针灸师的临床验证，扎跳后的即时效果好，持久，每次都会见到明显的疗效，没有平台期，不留尾巴，一般几次就可以临床治愈普通疼痛及其他症状。

巩昌镇：这就是您把没有"扎跳"的针灸说成"假针灸"的原因吗？

陆飚：我个人认为，在临床上，没有扎跳所产生的效果和可以做的"假针灸"之间没有明显差别。许多科研人员得出的结论是，针灸治疗是非特异性的，也就是说，怎么扎、扎哪里效果都差不多，这就等于我们针灸行业自废武功，把特异性的治疗方法变成非特异性的治疗方法，所有过错都出在气的概念上了。古人用

"得气"或"气至",其中"得"和"至"都是动词,隐含动的意思,不动怎么能得到或到达?

巩昌镇：讲到这里,陆医生可否对"扎跳"做一总结呢?

陆飚：我认为,扎跳是毫针手法的原则和大法,是针刺得气最重要的指标。它与针刺疗效息息相关,扎跳后守气通电或扎跳后行补泻手法的疗效远远优于仅有酸麻胀痛等针感的针刺治疗。我行医三十余年,虽然没有系统地临床对照研究,但通过许许多多的临床个案,可以观察到扎跳与不扎跳在效果上的明显区别。这一结论的得出来源于扎跳患者与非扎跳患者之间症状改善程度的比较,也来源于同一患者每一次治疗时扎跳与否与症状改善的相关性。

扎跳是普遍存在的针刺现象,是针尖刺激肌束表层引起的肌纤维抽动。扎跳有三种情况,一是进针的过程中,肌肉跳;二是退针的过程中,肌肉跳;三是留针的过程中,针自发地无规律地跳动。前两者是针刺激发了人体的正气——经气或谷气,是治疗过程中,追求寻找的现象。而留针过程中针体无规律地跳动是邪气外泻的表现,可遇而不可求。扎跳现象广泛存在于全身各部位的穴位,丰厚的肌肉处及病变部位易激发。另外一个提高疗效的关键就是要守住气,扎跳以后,单方向轻捻针,即我们常说的滞针法。两个目的,一是捻针还跳,说明气没丢,也就是检查是否守住了气;二是固定住针尖,以防通电等因素使针尖位置偏离。此外就是安全,扎跳时针尖刺激肌肉或肌束浅层,直刺为浅刺,斜刺针体行走在肌肉浅层,不涉及内脏和大的神经血管。针灸应该符合中医针灸疗法理论,而不是依赖于人体解剖结构的指导思想。

病 例 分 享

巩昌镇：陆医生可否在这里分享几个"扎跳"的实际例子,来说明"扎跳"的操作及适应状况?

陆飚：在英国伦敦上课时,曾看过一位70多岁的女性学员,自述左侧腰、髋关节及腿长期隐隐作痛,上下楼梯疼痛加剧,来听课时愿意做扎跳测试者。当即在她三角肌中点取穴扎跳三针,针入,患者手心微微出汗,针刺局部及患病部位微微发热,感到腰、髋、腿部疼痛明显缓解,活动受限情况缓解,这种松快感觉持续至第二天上课。同时扎了五位腰腿痛学员及一位65岁男性患者,所有人都是对侧三角肌中点取穴扎跳,当肌肉跳动的一刹那,患者施针部位发热、微出汗,对侧腰腿疼痛立刻缓解,效果持续到第二天上课。对侧三角肌扎跳在世界各地讲课时作为首选扎跳部位操作演示,效果均十分满意。

巩昌镇:还有最近的例子与大家分享吗?

陆飚:家妹在兰州,右侧肩胛骨内侧缘疼痛两年余,始于汗出当风,疼痛难忍,手麻,睡眠受到了影响。在当地医院针灸、推拿、刮痧、拔罐,效果均不明显,这次我回国,在其局部扎了一针,家妹当即感到一股暖流从背后传到手指间,所有症状消失殆尽,非常开心。

另一个病例是一位 70 多岁的律师,左肘关节及拇指关节、鱼际后关节疼痛一年有余。初次来针灸治疗时,曲池穴一下就扎跳了,但鱼际穴没有扎跳,因为怕病人痛苦就没有继续寻找扎跳点位,毕竟手关节更敏感。结果下次来诊所时反馈,肘关节完全好了,但拇指关节只好了一点点,10% 左右。接着治疗,每次都怕病人痛,没有找到扎跳的点位,13 次治疗后仍然没有控制住疼痛,达到 40% 左右的疗效时就停滞不前了。第 14 次就诊时,告诉病人必须要忍耐一下,这次我仔细寻找准确点位,终于找到了。第 15 次就诊时病人反映拇指关节疼痛完全消失。1 次胜过 14 次的疗效,前面的治疗也是有针感的,只是没有扎跳而已,可见跳与不跳不可同日而语,这样的例子实在太多了。

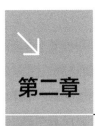

第二章

因地制宜　舒适快然

——与王少白教授关于"舒适化针灸（糖针）"的对话

王少白教授，美国纽约执照针灸师。1983年毕业于河南中医学院中医系本科，1988年广州中医学院针灸硕士毕业，师从司徒铃、靳瑞教授，1991年破格成为首批"靳三针"徒弟。哥伦比亚大学医学院1991年访问学者，2016年被河南中医药大学聘为兼职教授。学术上首次提出"舒适化针灸——糖针"的概念，并将其成功地运用于临床治疗中，取得了很好疗效。"舒适化针灸——糖针"系列讲座引起了海外大多数中医针灸医生的共鸣。

糖针的由来

巩昌镇：您给针灸起了一个浪漫轻松的名字："糖针"。但是它确实捕捉住了海外针灸临床的现实精华。"舒适化针灸——糖针"的想法是如何产生的呢？

王少白：刚到美国开诊时，用国内的针灸方法，比如"烧山火""透天凉""飞经走气"等，治好了很多病人，但病人常抱怨针感太强，我们只好反复给他们解释在国内扎针的情况，但他们告诉我，他们并不想有太强针感，这样的结果让我很郁闷。有一个医生，他全家六口都是我的病人，不同的病都治好了，他给我说了一句心里话："效果好是一方面，病人的感受也很重要，我们（美国人）都被宠坏了，针灸能否既没感觉或感觉轻微而又有疗效呢？"病人的反映引起我的思考，从此便开始了"舒适化针灸——糖针"的治疗方法的探索。

巩昌镇：李永明博士通过阅读大量的临床试验研究文章与报告，总结出了

11

"软针灸",您是从临床一线的丰富经历中提出了"舒适化针灸——糖针",与之有异曲同工之妙。同针具越来越精细相比,针术是否也需要与时俱进呢?

王少白:我一直在思考,古代由于科技的局限,针具的精细程度无法和现在比,不锈钢针也是在不锈钢材料研发成功之后出现的。我们针灸有没有可能既舒服又有效,针具的改进也是其中重要的一环,应该说这种改进使舒适化针灸成为可能。更关键的是,作为执照针灸师,就海外针灸临床实际而言,如果全部照搬国内的针灸治法,会有"水土不服"的问题。这种情况,只要是在国外做过针灸临床的同道,都是有体会的。刚从国内来国外开诊,绝大部分医生都有使用粗针、重手法、重刺激的针灸方法治病的经历,虽然效果好,但有很多病人抱怨,复诊率低。有的病人在管针弹入后不喜欢进一步深刺,不喜欢提插捻转,大部分病人尤其是女性患者拒绝拔火罐,很多病人不接受艾灸,等等,我就只好变通试着采用轻针浅刺、少或无手法的针法,不仅容易被接受,而且取得了很好的疗效。

巩昌镇:于是"糖针"的名字产生了。

王少白:对,糖针讲座后,其英文名定为 Tangzhen、Sweet Acupuncture、Sugar Acupuncture、Comfortable Acupuncture。张季、赵软金老师觉得,糖针也可改为"怡针""舒针",英文使用 Pleasant Acupuncture 等会和所描述的情况更贴切。还有些同道认为,糖针之名,学术性不强,只能作为小名、俗称,还应该有个学术性的名字,等等。对这些反映,我是始料未及的。后来有位来自山西的刘书立老师,在听完了关于糖针的解释后,指出糖针的实质是舒适化治疗,于是"糖针"就有了"舒适化针灸"的大名。进而在很多老师的帮助下,就有了"糖针——轻针浅刺无感或微感的舒适化针灸"的名字。当然,如果有更贴切的名字,糖针的名字还是可以再改的,比如可以使用《内经》中的"快然"二字而将糖针称为"快然针",可能更符合中医针法的命名。

巩昌镇:无心插柳。看来"舒适化针灸——糖针"不是您刻意时尚而起的名字,实际是医者父母心和无数的临床实践相结合的结晶。

王少白:自第一次在微信群讲座,和欧美及其他地区的针灸同道进行学术交流时,将自己结合导师经验、入乡随俗、因地因人因文化制宜的针法,和良药苦口利于病中的"苦"相对,不刻意地称之为"糖针"。是对在整个针灸治疗过程中,病人感觉极其舒适愉悦,身心放松,对针刺甘之如饴的情况的描述。其实,糖针之名,是为了讲座方便,顺便叫的。没想到的是,讲座过后,引起了在海外的中国中医针灸人的共鸣,并记住了糖针的名字。很多同道说,由于多数病人怕痛,不喜欢粗针、深刺、手法强刺激,因此都是以轻针浅刺、无或少手法的针法治疗病人的,并且效果不错,但不知道这样做是不是纯正的针法。通过糖针讲座交流,知道了这样的针法也是纯正针法的一种,今后就会有目的地使用了。这些说明了糖针是有广泛基础的。因此可以说,它不是某个人的糖针,而是在海外包括欧美及其他地区的中国中医针灸人因地因人制宜而找到的受欧美等国家和地区的病人欢迎并且行之有效的一种针刺方法,是中国针灸在欧美及其他地区的本土化和理想化的治疗状态。

需要指出的是,这里所谓的无感或微感,是指针刺造成的刺激相对较小,没有达到使病人有感觉或感觉不适的意思;是在病人痛阈之下、神经感觉阈之上的针法,并不是神经系统对糖针无感应。此外,这里针灸是指针刺而言的,叫针灸而不称针刺只是为了叫起来上口而已。所谓舒适主要是指病人在接受针刺治疗过程中始终都是舒适、放松、享受的,而不是酸麻胀痛沉或任何痛苦的感觉。有时,浅刺、舒适是和深刺、疼痛及重针感相对而言的,而深刺经常也是可以无感、少感的。

糖针的操作特点

巩昌镇:糖针是如何具体操作的呢?

王少白:糖针是依据传统中医针灸理论,通过中国针灸在海外本土化的改造,强调整体观念、辨证论治,因时因地因人因文化制宜,同时注重治神、阿是穴的作用。其具体操作是:第一,在舒适的诊疗环境中给病人施治,选穴时取脏重于取经,取经重于取穴,重穴性;患者体位以舒适为度,选针相对细(36~42 号针,38 号常用,直径 0.18mm)。第二,进针时,押手在身体敏感部位以外的其他部位用力按压,以引开病人对欲针穴位的注意力,同时(约相差十分之一秒)刺手将管针迅速弹入穴位,进针及针刺方向则根据呼吸、迎随补泻需要而定。如果能在进针前在穴区先选择非敏感点进针更好,如果偶尔病人感觉太强则应马上出针,重复操作如前,一般第二次进针后病人都会无感或感觉轻微。之所以会刺痛或有烧灼感,除极少极其敏感的病人及有些女性患者在每月的某天或几天由于激素水平变化而超级敏感外,多数是由于扎到了疼痛小体或温度小体的原因。重新再刺或像司徒铃、靳瑞教授试探性地针尖轻触穴区皮肤,同时观察病人面部表情无痛苦时再进针,一般可以避免针刺造成的不适感。第三,扎针深度一般不超过 5 分[1],多数在 2~3 分,定位应在浮络(浅筋膜层)皮部。至于进针的角度则根据情况采用传统的直、斜、平刺法。第四,待全部针刺入后,再询问病人对所刺入的所有针有无不适感。如有不适,针对某个引起不适的针进行调整。第五,留针期间,应先告知病人过几分钟后应感舒适放松,否则应告知医生再调整针的深度和方向。在留针过程中,告诉病人尽量不要移动肢体,并询问病人的舒适情况,如必要则再稍微调整针具(因为有时病人在留针过程中会不自觉移动肢体或变换体位而造成不适感),一般不做任何手法,必要时会用刮针柄法。第六,按开合补泻手法出针时,押手弹压身体其他非敏感部位,刺手迅速或慢慢将针拔出,并对针孔做相应处理。

　　巩昌镇: 糖针针感的特点是什么?

　　王少白: 糖针强调舒适,不刻意追求针感。其他则和传统针法一样,糖针也重视术者的手感——如鱼之吞钩,需要知道病人是否有轻快感,如《灵枢·终始》描述的徐而和的感觉,不需要病人对针有酸、麻、胀、沉、痛的反应。钓过鱼的人都知道,鱼之吞钩的感觉是有弹性的阻力牵拉的感觉。它不是硬碰硬的阻力和牵拉,而是鱼、水、垂钓者三者之间互动的结果,有时是有弹性的颤抖、抖动。我们扎针进入机体后,通过刺手轻微地提插,感觉到的是有弹性的阻力,同时会看到穴位处的皮肤随着针的提插而上下起伏,这时术者刺手就会有如鱼之吞钩的感觉了。如果皮肤不随针上下起伏,而刺手有落空感,即所谓"如闲处幽堂之深邃",就没有如鱼吞钩的感觉了。还有,如鱼之吞钩和滞针时的紧涩无弹力的阻力是不同的。当然,这种通过观察皮肤是否随针起伏以测试是否得气的方法不是唯一的测试方法。

糖针的独特之处

　　巩昌镇: 糖针和其他针法的不同点是什么?

　　王少白: 轻针浅刺法在《内经》中就有,只是强调每种方法都有自己的适应

1　编者注:按针灸传统同身寸理论估算。

证而已。如九变刺中的络刺是刺体表细小浮络而治疗络脉病；毛刺是浅刺皮肤治疗邪客皮部之痹证。十二节刺中的浮刺是斜针浅刺浮于病痛处，治疗肌肉拘急而风寒束表者。五刺中的半刺是快速轻浅进出针，如拔毛状，作用是从皮部宣散邪气。余如扬刺、直针刺，以及按经络、体质、季节等等深浅不同的情况，这里就不一一赘述了。另外，这里浅刺是相对于传统上对穴位深刺而言的。偶尔为病情需要而深刺时，也要尽量做到无感或微感。因此也可以说，糖针是在扎针时，不论深浅，病人无感或感觉轻微、没有任何不适，病人感觉极舒适和放松的一种针法。

巩昌镇：糖针和传统的浅刺针法的不同点是什么？

王少白：《内经》以降，诸多医家对很多穴位、很多疾病也有浅刺的记载。据黄伯灵的统计，针入 1~2 分治疗很多疾病的经穴就有 89 个之多。现代医家司徒铃教授常用卧针法或梅花针叩刺背部膀胱经或夹脊穴治疗内脏病；靳三针中的有些穴位也是轻针浅刺的，如直刺四神针。余如肖友三、杨甲三、何树槐教授等很多医家也常用轻针浅刺法治疗腰痛、面瘫等很多疾病。此外，来源于中国针灸的日式针灸，轻针浅刺时主要使用日式诊断，强调的是中国针灸的局部阿是穴 / 区的多针浅刺的方法，不强调中医四诊合参。虽然很多针法都可引起不同程度的舒适度，但就不强调得气、无感或微感舒适化针灸的提法和做法而言，到目前为止，是没有被明确提出、系统化的，这就是糖针和其他针法的不同所在。

糖针的适应证

巩昌镇：糖针的适应范围有哪些？在哪些病种上更有优势？

王少白：任何需要调理的疾病都可以用糖针。我在进行糖针讲座交流时，共列举了以情志、内伤杂病为主的 100 种疾病，当然亚健康、治未病是首选。

此外，讲到糖针的适应证，必须要先知道中医的疾病发生的机制和中医治病的实质。中医疾病的发生病机，大家都很清楚，是阴阳平衡失调，不必多说。既然是阴阳平衡失调，那就应该调阴阳，调回到阴阳平衡的状态就可以了。所以说中医治病的实质是调理，就是以微针调其血气。就是中庸之道：过高者使之低至正常，过低者使之高至正常，以平为期。

巩昌镇："糖针"除了减轻痛苦，为病人带来舒适外，病人是否真的需要用糖针治疗?

王少白：为什么我们会有病来如山倒、病去如抽丝的说法？它实际上是告诉病人和医生，很多疾病不是来得快、去得也速的，而是病去如抽丝的缓慢过程，治疗时不可以操之过急，欲速则不达，要有耐心，慢慢地调理。更不用说很多病人是在用了其他很多方法无效的情况下来试试中医针灸，把中医针灸当作治好病的最后希望。因此，中医针灸所看的疾病绝大部分是"难"治之症，更需要长时间的调理了。所谓调理，就是四两拨千斤，不是十斤拨千斤，也不是百斤拨千斤。这里用周长虹博士提到的赵绍琴教授关于中医治病的比喻：中医治病，就像用钥匙开锁。你要用对的钥匙去开对的锁，而不是用锤子砸锁或用铁条撬锁，否则会两败俱伤！也就是说，治疗疾病，方法对头了，微调即可。所以，明白了调理，明白了四两拨千斤的中医针灸治病的实质，糖针的适应证就更加清楚了。对初诊怕针者、痛觉敏感者、小儿、年老体弱者，除了针前耐心沟通外，都可以先从糖针开始。至于详细具体的糖针适应证则需要做临床研究及实验研究去解决了。

巩昌镇：如何解释糖针产生的效果？

王少白：经络内属于脏腑，外络于肢节，贯通人体上下左右、表里内外，无处不在，无处不有，所以处生死荣阴阳，作为中医针灸人不可不通。经络的组成包括了孙络、浮络、皮部等。由于种种原因，浮络皮部（表浅部位）理论在中医针灸界重视不够，它们的深度、厚度、详细功能到底是什么？用程凯教授的话说就是浅层多是易被忽略的部位。它们在临床实践中的重要作用还没有被充分揭示。近年来兴起的神经经络相关学说，浅筋膜、肌筋膜、皮下组织等在针刺过程中的作用的研究成果，为浮络皮部研究提供了良好的基础，有很好的参考借鉴作用。我们在美国使用糖针治病取得了好的疗效，说明了皮部、皮肤在针刺治疗疾病过程中的重要作用。朱兵教授的研究也认为，针刺作用的部位在皮肤，不在深层组织。因此，我们认为从皮部、浮络入手，进一步研究糖针作用的机制，应该可以作为今后针灸临床研究的方向之一。

此外，人种的不同，欧美人是否如《内经》所说的气滑血清，是否由于他们使用针灸的历史较短，因而对针灸作用的反应比中国人敏感呢？也可能是不可忽视的因素。

针灸在海外的传承

巩昌镇：您在多场报告中提到，从您的老师靳瑞教授那里也获得了很多如何适应病人的经验和体会吧？

王少白：司徒铃和靳瑞教授，重补泻手法，同时考虑患者的忍耐度、敏感性。如对小儿，进针轻快，几乎不用电针，也鲜用手法，最多是刮针柄法，或开合、呼吸、迎随、疾徐补泻手法。有时仅用速刺也照样效果好，只是治疗次数会多些，只要效果好而患者又接受，就没有关系，总比病人拒绝治疗而达不到治疗效果要高明多了。所以他们是：知小儿不耐强针，而为轻柔针医。

巩昌镇：一般病人一听到针灸第一反应就是要打针，针刺疼痛，对于那些从来没有经过针灸的病人更是这样。"糖针"为病人克服了这一大心理障碍。

王少白：我们经常说，良药苦口利于病，但我想说，假如良药不苦口也利于病，岂不是更好？在美国做胃镜打麻药减少痛苦，很多药会带些人们喜欢的口味，让病人喝着舒服。当然，我们也有糖浆，蜡封的中成药丸，炼蜜为丸，好吃呀！小时候有时还盼着吃呢！所以，我们针灸假如能不疼痛，没有感觉，或者感觉很轻，病人不介意，把针刺用"糖"包装起来，让病人易于接受，又有很好的效果，那岂不是更好。"糖衣炮弹"最容易让人接受啊！

巩昌镇：从病人的需求出发，融合为"糖针"。

王少白："糖针"的针法是经过在国外二十多年的摸索，加上国内导师的部分学术特点（八纲、脏腑、经络辨证，结合经脉、腧穴的特性，以及在美国的师妹师弟的经验），辅以简单的补泻手法，有了一点体会。使用得法，不仅对常见多发病，即使疑难杂症，效果也是很好的，不输于强刺激手法，所以想和大家交流分享。好像有一种说法："从简到繁易，从繁返简难。"我希望糖针更加完善。

巩昌镇：入乡随俗，因地制宜。中美文化的差异也为"糖针"的产生创造了条件吧？

王少白：我们讲奋斗，知难而上，头悬梁锥刺股，美国人讲究人性化，做事自己喜爱就好。你很难听到他们会说良药苦口利于病，而强调先让你接受我。所以，我们来到国外，闻西人惧针，即为"糖"针医，闻西人厌汤，即为成药医，这也是因地因文化因人制宜的体现。

巩昌镇： 您在诊所看病全部用糖针吗？

王少白： 我用糖针在 90% 以上，有的病人则会用传统针法。此外，对很多病，不能急于求成，等病人感觉到效果，就可以慢慢接受正常针灸和中医汤药了。也就是说，等病人对你有了信心后，再行正常针灸中药法也许好些。糖针疗法只是针灸的补充，其他各种针灸法不能偏废，需要时，且病人不反对，还是可以用的。这种糖针疗法和各种重手法不是矛盾的，而是统一的。

不论传统针灸，还是现代针灸，刺法有很多种，立论不同，刺法各异。临床实践中，疾病千变万化，非一招一方所能应付，该轻就轻，需重就重，需要手法时必须手法，需要得气时必须得气，不可拘泥。糖针说到底，只是对轻针刺法的一种补充，只是提出了"无感或微感舒适化针灸"，只是海外中医针灸人常用针法的一个总结。和诸多针法一样，它不是万能的，还存在很多不足。在一些情况下，结合相应的更适合病人、病情的治疗方法是必要的。

巩昌镇： 我们总是在疗效和舒适之间寻求一种平衡，"糖针"是否更多地考虑了舒适？

王少白： 当然，疗效是医疗实践的硬道理，防患于未然是医学发展的最高境界，舒适化治疗则为每个医生所追求的最高目标，每位患者所期盼的最佳治疗。糖针——轻针浅刺、无痛无感或微感的舒适化针灸，符合医学发展的规律，应该是针灸发展的方向。尤其是在人们生活条件极大改善，追求高品质生活，注重养生保健，崇尚自然疗法的今天，糖针更易于被接受，更易于提高病人的依从性，使更多的人接受、使用针灸，从而使针灸发挥更大的医疗作用。

巩昌镇： "糖针"就是无痛针灸吗？

王少白： 糖针不等同于无痛针，因为后者主要指进针法或针灸过程中的无疼痛，更重要的是，无痛针灸没有提到舒适，无痛和舒适是有区别的。就我所知，承淡安 1931 年有《运针不痛心法》出版，20 世纪 50 年代《大众针灸》《山东医刊》《广东中医》有关于无痛针法的文章，进入 21 世纪，魏稼先生提出无创痛穴疗学，2017 年提出无创痛针灸学，后来改为无创痛穴疗，其实质是非针穴位疗法，王雪苔先生给予了极高的评价，说"实潮流之所趋，病家之所期也"。还有近些年以来出现的行之有效的腕踝针、颊针、浮刺等都提倡无感或少感。

巩昌镇： 您的导师靳瑞教授建立了"靳三针"体系，以轻便、快捷的诊法引

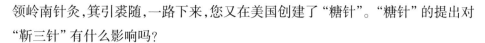

领岭南针灸，箕引裘随，一路下来，您又在美国创建了"糖针"。"糖针"的提出对"靳三针"有什么影响吗？

王少白：哈哈，我再强调一下，糖针引起共鸣，很多人每天都在用，所以它是大家的糖针，不是王少白的糖针。我可以接受我总结命名了糖针的说法。在总结时，就我个人而言，就是结合了我导师的部分经验，辨证论治，将用于敏感人和小儿的有效针法应用于美国病人。它不追求强烈针感，医生手感得气即可（司徒铃、靳瑞教授扎针从不问病人针感如何，全凭手下感觉）。

舒适化针灸——糖针讲座时，由于结合了司徒铃和靳三针的病例，使司徒铃教授这位针灸前辈的名字再一次让人熟悉。司徒教授针法的舒适，使靳三针再传弟子苏红博士在事过 30 年之后的今天仍然记忆犹新，总盼望能再有那样的针感出现。至于靳三针，由于其在中医界的"家喻户晓"，加上糖针针法，使靳三针疗法得到了空前的认知，引起了一阵靳三针学习热潮。当然，这首先是由于靳三针的疗效。

有效就是气至

巩昌镇：对针灸施术者和患者而言，"得气"感的情况有何不同？我们经典要义包括"气至而有效"，您提出了"有效就是气至"。实际上气至是我们追求的目标。

王少白：首先，针扎入身体后，身体都会有反应，只是程度问题。只要取穴准，经验足，我们施术者的手下是会有感觉的，针下沉紧如"鱼之吞钩"就是古人的经典描述之一。钓过鱼的人都知道，大鱼不一定吞钩厉害，小鱼常吞钩强烈。也就是说，气的活动不需很大很强的针感，或者说针感强弱和气的活动情况成正比，不一定。"鱼之吞钩"时，病人自己就会有酸麻胀重痛等的感觉，如果有时很轻微，病人可能少有或没有感觉。有了针下沉紧，就有气的活动，调理就开始了（点火启动作用）。再次，我们知道 80% 的人是隐性感传的，即不易引出感传现象，20% 的人有感传现象，但只有 0.34% 是显性感传。并且只要掌握了穴位的特性，取穴准确，配伍得当，结合开合、迎随、疾徐、呼吸和刮针柄的补泻手法，临床效果也是很好的。

最后，如前所讲，临床上常常碰到扎头而足有感，扎胸而四肢有感，扎四肢而躯干或头有感……，有时病人还会告诉你他们体内有东西流动……。这些都不需要任何手法，针扎准穴位即可，都说明"气至"不一定非要有手法。《灵枢·九针十二原》："刺之而气不至，无问其数；刺之而气至，乃去之，勿复针……刺之要，气至而有效，效之信，若风之吹云，明乎若见苍天。"气至是为了有效。有效就是气至，就是得气。并且针灸是双向调节至正常的，这种双向调节和机体的功能状态是有关的。

舒适化针灸——糖针的关键是辨证论治准确，熟悉经络、腧穴特性，取穴准确。也许是和外国人敏感有关，不像我们中国人，他们从未用过中药、针灸。有人说就像用抗生素时间长有耐药性一样，我们对中医针灸好像不如外国人敏感。《伤寒论》其法重于方，当然你不能否认经方的生命力和辨证正确时的临床效果。辨证论治是根，经方是干枝。讲《伤寒论》时有很多以方猜症的情况，西医也有诊断性治疗。我们用糖针，感觉轻微，以至于病人无感觉，但病症解除了，这就说明了有"气至"，只是感觉不到而已。我们以疗效猜到气至。我们观察到有些病人针刺不得气也同样有效，焦国瑞、邱茂良、陈德成教授也有这样的观察结果。可能的解释是，有的针法、有的病人、有的疾病在进行治疗时，得气很轻微，以至于医者和患者都感觉不到。此外，有人说糖针宗旨违背了经典著作中的"气至而有效"。吴强教授认为，针灸有"点火"作用，点火后机体启动自我调节的功能，人体再平衡，病退而体安，何崇老师引古人扎针常常说留几呼，说明古代一些穴位不需要留针太长时间。余如刺激皮部治病的刮痧疗法、梅花针叩刺疗法等，实际上根据现代研究，只要针刺皮肤，机体就开始反应了，即有作用了。

巩昌镇：针灸医学蕴藏着很多"事半功倍""四两拨千斤"的途径。"糖针"是不是也是其中之一？

王少白：应该是吧。虽然小葱白菜，各有所爱。只要病家接受又效果不错，当然可以用苦口的良药，也可以用各种针灸手法，各种手法都有其优势，使用合理能事半功倍，临床效果有目共睹。但如果有更简单的，还有同样的效果，则肯定用后者。经言：欲以微针调其气血，而不是说欲以针、大针调其气血。治病的实质是什么？就是调理。个人觉得，在美国看病，用糖针四两拨千斤就可以了，我们要用巧劲，不能用蛮劲，舒适第一。田蕴章教授讲"用劲才能写好字，是巧劲，不是蛮劲——拉车的劲"。

针灸在美国的本土化

巩昌镇：中医需要发展，来到一个新的地方、一个新的国度更需要发展。美国医疗服务市场的高度竞争性更需要我们寻求适应美国市场的技术与方法。我们讨论过很多次，针灸在美国实现本土化了吗？我一直在想"舒适化针灸——糖针"是不是就是针灸在海外最大的本土化。

王少白："舒适化针灸——糖针"是针灸在海外最大的本土化。规则是需要时刻被修改的，规律是可以被打破的。在科学界有很多成果都是打破了旧的而得到新的，由此向前发展。中医也是如此，也应该如此，只有这样，才能向前发展，否则就不可能有金元四大家，更无温病学派可言。他们都是因环境、病人的改变而应运产生的。我们在国外行医，会碰到更多的因为怕苦或味怪而不愿意喝中药汤的人，会遇到更多因怕疼痛而不愿扎针或扎针后不让做手法的病人。我们要学会改进和变通。

巩昌镇：我们已经讲到，"糖针"是中国针灸在海外传承和本土化的一种形式，对吧？

王少白：如前所述，糖针取穴的基础就是整体观念，因时因季因地因病因人制宜，辨证论治（包括经络辨证），辨病论治。强调治神和调气机，取脏重于取经，取经重于取穴，重穴性，重阿是穴，注重局部取穴，取穴准，重术者的手感。穴位定了，糖针无痛进针，需要时加以简单的补泻手法，如呼吸、迎随、开合、疾徐、刮针柄、补母泻子、泻南补北，或同时加火罐、中药、饮食禁忌、生活习惯调节。如有必要，再加其他补泻手法。这些实际上都是传统针灸的内容。加上舒适化，以糖针为基础，使更多的人接受针灸，同时推动手法，就会使更多的人使用针灸，从而发扬壮大针灸。糖针实际上是一种思路变通，我们强调个体化治疗、因时因地……制宜的思想在海外的体现。如前所述，很多海外的针灸人都在用糖针，我只是总结并作为主要发言人，糖针是海外人的糖针，不是某个人的糖针。从这种意义上说，糖针是中医针灸在海外的传承。

巩昌镇：病人的依从性是治疗的基础。在提高依从性方面，"舒适化针灸——糖针"有其他针法所不具备的优势，对吧？

王少白：当然，不论是以糖针治未病还是治已病，糖针的依从性都是很高的。很多人对针灸的印象是治疗痛症。实际上,对杂病,针灸疗效也很好,不亚于治疗疼痛。杂病一般都是慢性病、疑难病。所以治疗起来,不是一招一式就能见效的。如消化、妇科、五官等等很多疾病,都需要多次、长期治疗,如果没有依从性,对双方都是损失。更重要的是,坐实了针灸疼痛不舒服的印象,从而影响针灸的传播。我们在海外看病,还要注意糖口,也教育病人,使病人容易、乐于接受针灸疗法。这样,糖口、糖手、糖针有机配合,使依从性更容易接近100%。有时,由于医者父母心,每见到病人,恨不得用上全部的方法(轻的、重的),想使病人尽快好转、痊愈,但却常常事倍功半、欲速不达,甚至因此吓跑病人而丧失治疗机会。从另一方面讲,来找中医针灸的,除一些疼痛外,大多是慢性病、疑难杂症,急不来。

巩昌镇:中医在美国本土化的另一特点是看病针灸为主,针灸主导,中药次之,或者针药各半。糖针是如何解决针药并用的问题的?

王少白:《黄帝内经》大部言针,虽然《素问》谈及药物,《灵枢》以针为主,言中医大道。历代大医无不是针药并用或药针并投,皆以病家为先。所以才有"太阳病初服桂枝汤,反烦不解者,先刺风池、风府,却与桂枝汤则愈"的药针治法,以及"烧针令其汗,针处被寒,核起而赤者,灸其核上各一壮,与桂枝加桂汤,更加桂二两也"的针(灸)药治法。医圣开了先河,其余历代大家莫不如此。及至《医宗金鉴》卷六内科有编辑刺灸心法要诀,也就不奇怪了。当代中医大家推崇针灸者亦不在少数,如伤寒泰斗刘渡舟教授。我的老师司徒铃、靳瑞教授,更是一切以病为重,当针药者则针药,当药针者则药针,从不因针而废药或因药而废针。糖针既是从司徒铃、靳瑞教授针法而来,一切亦皆以病人为重,绝对不偏废一方一法,若糖针力有不逮,病人果需,则会结合包括中药及其他针灸方法在内的其他疗法。毕竟医疗活动的中心是为病人服务,适合病情需要的治疗才是最好的治疗。

巩昌镇:近些年来,将病人对针刺的感觉归纳为"酸麻胀重痛",而对针灸过程中出现的针之"快然"少有提及,"糖针"则补上了这一空白。糖针概念提出后,您收到了哪些反馈?

王少白:舒适化针灸——糖针提出以来,由于糖针的影响,糖针王、糖王、白糖兄、糖三针、糖兄等层出不穷!我所写的微信短信也有了糖文、糖诗、糖词、糖衣炮弹词等很多和糖有关的玩笑话语!我知道这些全是调侃。不过从另一方面表现出,大家记住了"舒适、糖、舒适轻针"的概念,这是始料未及的。近日,靳三针再传弟子苏红博士建议应该将舒适化针灸——糖针命名为"舒适轻针——糖针",理由是深刺也会有舒适的感觉,糖针的轻柔造成疼痛等不适的情况极少。我们觉得都有道理,叫"舒适轻针——糖针"也未尝不可。从另一角度来看,古人对穴位有"按之快然"的记载,快然就是轻松舒适愉快的意思。因此,将"舒适化针灸——糖针"称为"快然针"可能更好!假如再延伸一下,就一般针灸而言,病人对针灸的感觉除"酸麻胀重(沉)痛"外,还应有"舒适"即"针之快然"。这些当然都需要有关专业进行研究了。

巩昌镇:可以看出靳三针对你影响极大。在糖针问题上对你的影响是什么?

王少白:靳老对我的影响少有人能比,他教导我先做人再做学问,医德不好的医生不是好医生,做医生必须有同情心、处处为患者着想;做学问必须实事求是、严谨、厚积薄发,不能虚浮。舒适化针灸——糖针提出以来,各地要求我讲课的声音一直不断。由于学问这种事,不能凭想象,必须有足够的沉淀,否则夸夸其谈、言之无物,没有道德,对不起良心,不仅误人,更会贻笑大方。所以没有再讲。靳三针最初只有39组处方,为了写书方便,他带的博士建议再加一组,靳老说让他想想再说。结果两星期后,靳老语重心长地说:"我可以写无数组穴位,但做学问做人要实事求是,不能为凑整数而写无用的针灸处方,那样的话对不起学问、道德、良心和病人,只有39组,没有更多了。"

针灸的进步

巩昌镇:"糖针"的提出会对国内的针灸产生影响吗?

王少白:实际上如前所述,《黄帝内经》大部分言针灸,或者可以说至少一半讲针灸,由于历史上的种种原因,《内经》以降,针灸的医疗保健作用下降了。根据国外的经验,如果能以舒适化针灸——糖针为契机,应该能再一次促进针灸的发展,从而扭转国内重药轻针的情况。

巩昌镇:中药的舒适化过程在中国早就开始了,针灸滞后一些,希望"舒适化针灸——糖针"会推动一些。

王少白:中药已在舒适化过程中了,如浓缩中药颗粒、胶囊、注射液、糖浆。

那么针灸呢？在舒适化方面好像还没有被重视。对针的印象，我们想到的是刺痛，所谓眼中钉肉中刺，因此接受度相对较低，更不用说用针来治未病、健体强身了！所以，在人们生活水平极大改善，追求生活品质、舒适的今天，解除人们对针的恐惧，让人真正感受到舒适的针灸，乐于接受针灸就显得尤为重要！在疗效保证后，在治疗过程中最大限度地减少病人因治疗措施而造成的伤害、痛苦而进行舒适化针灸——糖针，就应该顺理成章了，舒适医学临床实践、人性化治疗就更有现实意义了！

巩昌镇：对"糖针"的发展还有什么其他期望呢？

王少白：如前所述，糖针只是大部分包括作者在内的在欧美的中国中医针灸人对当地病人普遍使用的、变通的，更适合治疗当地病人的方法的总结。它是大部分欧美人可以接受并且对很多疾病行之有效的一种针法。至于有效的机制只是猜测假说，真实的情况究竟如何，则必须有大量的临床实验研究才可最后揭秘。一个学科的发展必须有强有力的人才！对中医教育最好能从小做起，中医重点学科的发展建设应该以建立国家一流、世界一流为目标。最后，中医，尤其是针灸，是祖国的一张响亮的名片！如何继续在全世界做大做强中医针灸？作为容易被外国人接受的舒适化针灸（舒适轻针）——糖针则应该可以发挥积极的作用，至少是很好的方式之一。冷三华博士的《痛症经络逆向刺激疗法》，我读后很受鼓舞和启发，记得您以前也建议将 C 神经纤维和糖针结合起来，看来您是有先见之明的。C 神经纤维理论是对糖针的有力支持之一，希望今后有越来越多支持糖针的实验结果和科学证据。最后我要告诉您，在糖针的形成过程中，李英哲老师是功不可没的。从某种意义上来说，没有李英哲老师就没有糖针第一讲！我还要告诉您，由于您一直以来对糖针的鼓励，使我对《糖针》一书的写作更加有动力！谢谢！

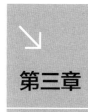

第三章

东学西渐　相融并举

——从解剖针灸看针灸在海外的传播、继承和发展

李灿辉博士,加拿大汉博学院中医系创始人,临床和科研部主任、教授。多伦多大学中医主讲教师,广州中医药大学客座教授,广州中医药大学加拿大校友会会长,加拿大安大略省中医师针灸师公会会长。他于 1977 年考入广州中医学院,2003 年攻读博士学位,师从青蒿素研发者李国桥教授。李灿辉博士自 1992年起在多伦多行医,目前开设两家中医针灸诊所,专长治疗痛症,在针灸领域,师从奚永江、董福慧教授,目前主持铍针精准化治疗的多中心临床研究。

经典针灸和现代针灸的区别

巩昌镇:中医来到美国和加拿大以针灸为主导的方式呈现出来。从某种意义上讲,针灸化成了中医在国外的本土化。几乎所有的中医都做针灸,中医大夫成了针灸医生,使得针灸在海外获得了前所未有的发展。在国外中医针灸化的过程中,经典或传统针灸被受过严格中医训练的中医人传承了下来,而其他医疗专业进入针灸领域的人则发展出了现代针灸。请李博士首先谈一谈经典针灸和现代针灸的区别和现状。

李灿辉:谢谢巩校长开门见山、尖锐的提问。很多人认为,现代针灸是近年来出现的新现象,是针灸的临床应用和学术研究发展水到渠成的产物。其实,这一说法对国外来讲并不尽然。我认为 20 世纪 60 年代国内针刺麻醉研究应该是现代针灸兴起的里程碑,也是针灸进入北美医学界的先导。当年尼克松总统访华,中国针刺麻醉的传奇引起北美医学界的"针灸热",使美国和加拿大很多医生对针灸产生兴趣。他们当中有些人去中国学针灸,但毕竟为数不多,绝大部分还是在本土学的。然而,由于众所周知的中西方文化差异、中西医在认知上的差异和西方医生们固有的知识结构和价值评判,限制着他们对传统针灸理论的理解和接受。我认识二十多年的加拿大黄玉声医生(Dr. Joseph Wong)是当年针灸热潮中从事针灸教育的代表性人物。他们在 1974 年就成立了主要由医生组成的针灸专业学术团体开展针灸推广培训。他回忆刚开始时的尴尬情景,医生们乘兴而来,败兴而归,甚至有的学员课堂上中途离场,现实迫使他们不得不改变教学方法,结合大量现代医学知识,包括神经科学、生理和解剖等进行说理,逐渐演化成解剖针灸这个北美特色的现代针灸学派。因此,北美的现代针灸是作为说理工具而产生的,而从说理工具到一个流派,却是值得我们重视的发展倾向。与经典传统针灸比较,主要差别并不在于临床技术操作和治疗方法,而是在于它能在西方医学界面前把理说通。我在面对西人的针灸教学中也融进现代针灸的内容,强调现代针灸与经典针灸"同一针灸,两套说理"的关系。但在客观上,由于现代针灸说理在沟通上的便利,使得它能在北美医学界普及较快。例如在加拿大,已经形成中医界做经典针灸,其他医疗专业做现代针灸,包括解剖针灸和干针的现状格局。总体上来看,后者的人数甚至更多,理论上和西方主流医学融合,应引起我们中医针灸界的高度重视。

同一针灸,两套说理

巩昌镇:我也在多个场合提到针灸医生需要掌握两种语言——经典针灸理论和现代针灸理论。我想您提出的"同一针灸,两套说理"捕捉住了我们在北美针灸理论和实践的现状,也是我们这个时代的针灸教育特征,对此我感受很深刻。可否在这里给大家阐述一下或者举例说明"同一针灸,两套说理"这一针灸教育理念?

李灿辉:"同一针灸,两套说理"对我们在北美从事中医教育的人来讲感受特别深。在缺乏中华文化氛围的西方,要把中医的道理说清楚,就得融入西方现代医学语境。我作为中医针灸教师,在 2004 年和 2014 年分别在加拿大怀雅逊大学和多伦多大学获得最佳教学奖,其中原因是我在教学中注重采用中西两套说理的相互印证来阐述中医针灸学术内涵,取得较好的教学效果。例如,通过与解剖学比较,把颈后面的天柱、风池等常用的穴位和它们的解剖位置分别对应的枕大神经、枕小神经联系起来,从这些神经的走向分布就能更加清晰地说明膀胱经天柱和胆经风池按其经络走向用于不同部位头痛的原理。而把颈部华佗夹脊穴与各节颈椎对应的神经联系起来,就能更直观地理解不同夹脊穴所对应颈椎引起的肢体疼痛。同理,对颈部侧面的穴位,通过把处于不同层次深度的解剖结构,如胸锁乳突肌、耳大神经、枕小神经、迷走神经干、颈上交感神经节、颈内动脉和颈椎关节等,与相对应穴位的功能联系起来做深入研究,我们所得到的信息就不仅仅是一般的局部解剖,而是穴位的立体、层次观念,包括皮、肉、筋、脉、骨等中医针灸五体论的临床应用等比较深入的内容。

如果说,上面大家所熟知的例子说明解剖学比较能帮助说明针灸对肢体疼痛的治疗,那么生理学的比较就能使针灸的说理扩展到内脏。交感神经/副交感神经对内脏的双重支配是我们在学习中医阴阳基本概念时最常用的一个现代医学例子。交感神经兴奋主要表现为应激反应和代谢亢进,副交感神经兴奋主要表现为休息和功能修复,恰似中医阴阳关系。我们知道,交感神经发自脊柱胸段至腰段,背俞穴对应支配相关脏器的交感神经节,而副交感神经发自脑干和骶椎,直接抵达所支配的脏器。黄玉声医生的解剖针灸学说把交感神经/副交感神经的阴阳关系跟它们的体表分布联系起来,再通过体表–内脏相关原理来归纳穴位的性能。他把身体阳面即腰背部和四肢外侧阳经的穴位,如背俞、合谷、太冲、曲池、足三里等归为阳性的交感穴,而身体阴面的胸腹部、骶部和四肢内侧阴经的穴位,如募穴、八髎、神门、内关、三阴交等则归为副交感穴,从而为针灸临床的选穴和配穴提供一个现代医学角度的说理。

中医针灸对内脏病的治疗主要使用特定穴,而特定穴的性质也可以从现代神经生理的角度来帮助理解。例如,交感神经与血管伴行,其分布越往远端,血管越细,交感神经纤维越丰富。因此,远端穴位对针刺的反应往往比较敏感。

巩昌镇:您的意思是我们可以用现代神经结构理论来帮助理解中医针灸穴位的性质,而且还表现出远端的穴位对针刺的反应更敏感的规律。这里远端穴位对针刺的敏感性是指局部反应还是指其对全身性的治疗作用?您可以从其临床应用方面再展开解释一下吗?

李灿辉:这里所指的自然是穴位的全身性治疗作用。例如,经络学说中肘、膝以下井、荥、输、经、合五类腧穴,它们的分布次序是从四肢末端向肘膝方向排列。在临床上,指端的井穴多用于急救、开窍醒神、急性热病,而近端的合穴多用于慢性病的调理。从神经解剖的角度看,即上面提到交感神经随着血管分布越往远端,血管越细,交感神经纤维越丰富的规律,远端穴位对针刺的反应敏感的现象与交感神经纤维分布的丰富程度成比例。在解剖针灸中更将五输穴的临床应用特点分别直观描述为紧急、急性、亚急性、亚慢性、慢性。归纳起来,五输穴呈现出远端穴位作用强而快,近端穴位作用缓而久的规律。另外,涌泉、劳宫等穴位的作用强,则与其位于动脉弓结构,交感神经纤维特别密集的特殊性有关。临床上最常用的"开四关"——合谷透劳宫、太冲透涌泉,也可从神经解剖原理解释。

进而推之,解剖针灸用交感神经/副交感神经的阴阳关系形成针灸临床配穴规律的现代说理。临床上常用的配穴法,如俞-募配,治疗慢性支气管炎用肺俞、太渊,治疗心悸用心俞、内关;俞-原配,如肾俞配太溪;募-合配,如中脘配足三里治疗胃痛。这些常用的配穴法都可看作交感穴/副交感穴配合应用的例证。

由此可见,解剖针灸这种北美本土特色的现代针灸由最初作为帮助西医理解中医针灸的沟通说理工具,已经发展成在临床诊断、选穴和配穴自成体系,完全使用现代医学语言进行诊疗的一个本土现代针灸学派。

北美现代针灸学派

巩昌镇:针灸确实在北美获得了前所未有的发展。针灸的教育、研究、临床应用的广度与深度都突破了我们原有的模式,并且我们一直也在超越着自己。经典针灸的研究与应用是这样,现代针灸的研究与应用也是这样。您提出北美现代针灸学派,可以在这里概述一下北美现代针灸学派这一概念吗?

李灿辉:北美本土化的现代针灸学派发展迅速,除了上面提到的黄玉声医生的神经解剖针灸,比较流行的还有以 Janet G. Travell 和 David G. Simons 为代表的干针疗法,以刺激激痛点、神经刺激点等为主,临床治疗肌筋膜疼痛综合征、神经根病变及其相关病症。与神经解剖针灸不同,干针一开始就不承认是针灸,而物理治疗专业正极力把干针纳入其专业范围。

解剖针灸尽管能部分说明针灸临床的基本问题,但它的发展仍处于初级阶段,对针灸博大精深的学术内容还未能深入全面地揭示。例如,气的内涵并非单纯用神经内分泌所能完全概括诠释的;对阴阳、五行基本理论和经络学说的简化难免导致在认识深度上的局限,临床上忽略得气和针刺手法等操作技术的因素也会造成疗效的折扣。可喜的是,经国内中医药大学正规训练,既对中医有深入理解,又具备现代医学知识的高素质一代中医针灸人在海外已经成为了海外中医针灸的主流和领军人物,中医针灸内部形成了传统针灸传承与发展探索的热潮。各种现代派思想如结构针灸、激痛点针灸、反映点针灸、糖针、经络逆向刺激疗法和针刀、铍针、浮针等,百花齐放,百家争鸣;体表 – 内脏相关、脊柱相关性疾病、皮神经卡压、针灸疗效五层模型等新观点、新理论让人耳目一新,推动着中医针灸的学术发展。

可以预见,中医针灸与解剖针灸、干针等本土化现代针灸之间的竞争会越来越激烈。乐观地看,北美中医针灸有着高素质的人才资源,传承着数千年博大精深的文化根基,还有国内机构在基础科研和临床科研方面的强大后盾,中医针灸应当有信心在竞争中发展壮大,成为主流。

解 剖 针 灸

巩昌镇:2017 年 12 月 17 日晚,李永明博士在纽约中医论坛为您主持了报告会,您专门介绍了黄玉声医生的解剖针灸,引起了大家的极大兴趣。黄医生一生致力于解剖针灸的建立与发展,在针灸界,特别是在加拿大,形成巨大影响,您可以在这里系统地给读者介绍一下吗?

李灿辉:12 月 17 日晚的讲座是为纪念在 11 月逝世的解剖针灸创立者黄玉声医生 Dr. Joseph Wong(1931—2017)而举办的学术活动。黄玉声医生是在加拿大医学界备受尊敬的前辈。他早年在国内学医,在香港做外科医生,1963 年移民加拿大考取医生执照,1967 年获理疗康复科专科医生资格,其间正值中国针刺麻醉研究热潮,他利用多伦多大学医学院解剖室的条件,钻研针灸的生理解剖原理,形成了"神经解剖针灸"的学术思想。1975 年起,他在由当地医生为主体组成的针灸学术团体"加拿大针灸基金会"教针灸,因创立"神经解剖针灸"、推动针灸融入主流医学而获多项奖项。他的代表性著作是一套六册的"神经解剖针灸"丛书。

巩昌镇： 我们美国中医学院的图书馆里存放着两套黄医生已经出版的"神经解剖针灸"系列。我一直想仔细阅读一下，但是从来没有读完。您可否在这里系统介绍一下黄医生的神经解剖针灸学术思想？这套系列丛书如何体现他的这一思想？

李灿辉： 黄玉声医生作为一名西医，对中医针灸的认同实属难得。他对中医针灸的认同体现在这套面向西方医学专业人士的系列丛书中。书中每个专题都先介绍中医针灸的观点，再从解剖针灸的视角展开阐述，这与干针一开始就不承认是针灸有很大的分别。

他的学术思想可以总结为"中西互参，求同存异"。中西医源于不同的哲学范畴，相互之间难以有完美的解释，完全的融合，这一点大家都知道。而黄医生则着眼于"互参、求同"。虽然中医和西医是两个截然不同的体系，但也可以看作是认识同一研究对象的两个不同角度，而中西医相互之间不可通约的内禀特性恰恰能给彼此带来有益的借鉴。他通过比较医学的研究方法，把中西医吻合、类似和相通之处提炼出来，求同存异，形成了神经解剖针灸这个特色学派。他的学说不仅对中医针灸的基本治病原理进行神经解剖角度的解释，而且对西医的解剖生理系统和神经内分泌调控用中医的阴阳五行进行了整理归纳，这点很重要。中西医结合，多是用西医解释中医，很少用中医去解释西医。黄医生的做法，就是把中西医放在了平等的地位上。这种敢于用中医理念来整理、发展西医的例子还见于他根据中医阴阳原理，把躯干的交感和副交感分区拓展到四肢，从而对经络穴位功能做总体划分。此外，他还在这套书中用"开关"（寓意为点火、激活）作为穴位代名词，突显针灸对神经内分泌的调整与药物作用不同的特色。

巩昌镇： 前面我们已经谈到，解剖针灸从开始作为说理工具而发展成为一个流派，这个流派只是经典针灸的重新表述还是有实质创新？如果有创新，表现在理法方穴术的哪些方面？

李灿辉： 解剖针灸成为流派之后，在临床上沿着神经解剖学方向纵深发展，主要体现在针灸介入治疗西医效果欠佳的顽固性疼痛。解剖针灸的第二代领军人物琳达·莱普森医生（Dr. Linda Rapson）在"第三届加拿大国际中医针灸大会"上介绍了他们1992年在多伦多大学附属脊髓损伤康复医院开展的一项针灸治疗脊髓损伤性疼痛的临床研究。这是加拿大较早在医院正规立项的针灸临床对照研究。研究结果确定，脊髓损伤性疼痛中常见而难治的广泛性灼痛为针灸适应证,并建立起针灸治疗中枢神经性疼痛的标准化治疗方案。这项研究使针灸被纳入该医院服务,住院病人得以免费接受针灸治疗。在治疗方案中起核心作用的是电针刺激强间、百会、前顶、印堂等一套沿颅骨中线的穴位,配合疼痛部位循经取穴浅刺,目的是纠正由于脊髓损伤导致的神经信号上、下行传导的异常。在这项研究中,他们对头针电刺激频率与疗效的关系也进行了摸索,形成了高低频交替的标准刺激方案。而脊髓损伤的原因则包括外伤、脊柱手术后遗症、脊髓多发性硬化症、吉兰－巴雷综合征、横贯性脊髓炎、脊髓空洞症等。之后,解剖针灸在建立临床标准化治疗方案方面不断扩展细化,已经涵盖了肢体病和内脏病的很多病种。

美国的 SPARC 计划

巩昌镇: 神经体表刺激的治疗效果已经引起了现代医学的关注,美国的 SPARC（stimulating peripheral activity to relieve conditions,刺激外周神经缓解疾病症状）计划正是在这一思路上的更加雄心勃勃的研究计划。那么这一思路上的研究和治疗与黄医生的解剖针灸有联系吗？现代针灸能在这方面有所建树吗？

李灿辉: 美国国立卫生研究院巨额资助 SPARC 计划推动体表刺激对内脏的治疗技术的产业化,并在有关刺激迷走神经减轻偏头痛、抑郁症、中风及风湿关节炎等方面取得显著进展。这个领域的难点是寻找体表刺激的最佳部位,以及外加在体表的电信号究竟刺激哪些靶器官而产生特异性作用。在我们中医人看来,这不就是现代医学版本的针灸吗？SPARC 计划还警示我们,人类医学在进步,针灸也要与时俱进。我们不应停留在针灸是否需要科学的辩论,或者光做被动的旁观者,眼巴巴地看着中医针灸的精华被吸收进其他医疗专业,而是应当奋发进取,推动针灸的现代化发展。实际上,黄玉声等热衷针灸的西医生在西方医学界一直在推广基于中医经络学说和神经解剖学的针灸现代化发展。而在中国,优良的基础研究设施和临床研究条件更使针灸现代化得到长足发展。例如,在迷走神经刺激疗法领域,中国中医科学院荣培晶研究员基于中医针灸耳穴理论开展经皮耳迷走神经刺激的基础研究和多中心临床研究（*Biological Psychiatry*,2015）,它以自主神经功能调节为核心,开拓出外周神经－脑网络－

机体功能整体调节的新原理,已在癫痫和抑郁症的治疗上取得突破,是针灸现代化研究在这个领域建树的一个典型例子。而在疼痛领域,董福慧教授的研究给《内经》五体论对人体结构与功能认知的记载加以现代诠释,提出"皮神经卡压"的中西医结合理论,并深入研究"脊柱相关性疾病"。这些理论和相关原创性的治疗技术站在医学的前沿,在该领域处于领先地位。前者对外周性疼痛的精准化针灸治疗,后者对认识和治疗脊柱源性的内科病,如心血管病、消化病、呼吸病和神经系统疾病等有着广泛的应用前景。

针灸需要与时俱进

巩昌镇: 最近几位学者对经络理论的重构做了一些探索。黄龙祥教授在他的《经脉理论还原与重构大纲》中对《黄帝内经》经脉篇建立的经脉理论的环状模型做了深刻分析,对被环状结构推到边缘的树状结构重新评估。冷三华博士的《痛症经络逆向刺激疗法》把"针至病所""树状经络模型"和"环状经络模型"并列为经典针灸的三个并列模型。一年多来,我一直在思考这个问题。作为"网络医学"的最早先行者,"环状经络模型"和"树状经络模型"为针灸医学带来了什么?"树状经络模型"是不是神经解剖针灸所采用的模型?它的重新被认识会推动针灸医学的进一步发展吗?

李灿辉: 针灸临床有局部治疗和远端治疗。宣蛰人教授的"软组织无菌性炎症",薛立功教授的"经筋病灶点"和董福慧教授的"皮神经卡压综合征",主要着眼于对软组织病变的局部诊断和治疗,是传统针灸"针至病所"理论的发展。而经络学说则是关于远端部位上下内外联系的规律,主要用于指导远端治疗。经络循行的两个模式:一是按十二经由肺经开始至肝经为止的如环无端的环状经络模型,这主要是指营血的循行,类似现代解剖的血液循环系统;二是按本输根结理论由四肢末端向躯干头部而行的树状经络模型,在传统经络学说中指的是经气的循行,类似现代解剖学"外周-脊髓-中枢"的神经系统模型。黄龙祥教授揭示这些两千年前《内经》时代的两个经络模型对针灸医学的发展有重要的启示,带来新的思路。冷三华博士《痛症经络逆向刺激疗法》体现出他的想法受到"树状经络模型"的影响。树状经络模型与现代医学关于人体内环境稳态的生理解剖机制的相似,让人惊叹古人当时的认识水平。《素问·五脏生成》曰："诸髓者皆属于脑,诸筋者皆属于节。"焦顺发老师对此做了深入考证,认为中医早就发现了人体的"脑筋系统",位于髓旁的节(细丝),能自由传递出入信息,也由此使"脑筋系统"演变成了"脑神筋系统",并通过针刺《灵枢·小针解》所描述的"节之交三百六十五会"以治疗疾病。因此,我们有足够理由认为,尽管概念不完全等同,"神经"并非西医独有,中医对神经也有认知,从这个角度看,神经解剖针灸并没有超出经络学说的范围。

巩昌镇: 这么说来,解剖针灸和干针的基础理论在《黄帝内经》都有类似的记载,或者说,《黄帝内经》都有了解剖针灸和干针的萌芽。您如何看待物理治疗师们以不讲中医经络理论为由与中医针灸分道扬镳、分庭抗礼的局面?

李灿辉: 随着针灸的疗效和作为非药物疗法的优越性逐渐为西方民众所知,正如一项没有得到有效知识产权保护的好技术,引起其他专业人士的垂涎,伺机占有。解剖针灸和干针声称不讲中医理论,因此可以不受中医针灸立法的约束,干针甚至声称不是针灸。实际上,干针所称的"激痛点"和中医针灸阿是穴及其结节、条索、包块、压痛的特征高度吻合。而如上所述,神经解剖针灸学说本来就是中医针灸的另一种说理而已,而且《内经》里就有与现代人们所说"神经"意思非常相近的"筋节"概念的描述,它们扎针的部位、方法和针具都与中医针灸一样。因此,它们都只不过是针灸的现代版本。

在科学昌明的时代,传统针灸与时俱进是历史的必然。但是,如果现代针灸发展的结局导致像干针、解剖针这样与中医针灸分庭抗礼,现代化研究不就成了"搬石头砸脚"? 这是何等的荒唐,何等的不合情理!

但是,当我们对中医针灸理论做深入考察研究后,便会发现,中医传统理论不但有解剖,而且有含义极为深邃的功能性解剖;不但有神经,还有"节之交三百六十五会"(穴位);不仅有体表与体表、体表与内脏的特异性联系,还有利用这个立体、动态、非线性的网络系统对人体功能状态进行调整修复的具体技术方法。早在 1987 年,钱学森院士就曾指出:"中医这个宝库似只有用现代科学技术打开后,才能放出前所未有的光明,而这项工作又必须建立在对中医理论的正确理解。"(《钱学森书信选》)。钱老这番话道出了中医的传统和现代的关系——传承与发扬的关系,也点亮了中医针灸现代化发展道路的航标之灯。

巩昌镇: 尽管针灸在西方遇到了很大的挑战,但是针灸医学仍然以根源于经典、发展于现代的面貌展现出勃勃生机。李博士对针灸在西方发展的整体状况如何评估？

李灿辉：时至今日，针灸的传统与现代之辩仍不绝于耳，而现代针灸研究发展的航船却早已经越过了仅仅作为说理工具让医学界接受的阶段，也越过了仅仅提供基本事实让社会大众相信的阶段。那边厢，不管愿意不愿意，西医正高举个体医学、整体医学、功能医学、系统医学、网络医学等旗帜冲开中医的闸门。在海外，中药、针灸、推拿等中医核心技术的部分内容纷纷被西医纳入到自然疗法、物理治疗、按摩师等专业的范围。因此，这个医学技术变革的大时代给中医针灸既带来前所未有的发展机遇，也带来被肢解瓜分的危机。一叶小舟，在历史洪流中不进则退。我们身在北美，作为新一代中医，具有中、西医两套知识。面对着严峻的考验，应以振兴中医为己任，自信地站在医学前沿，在对医学未知领域和人类健康各种难题的探索中展示出自身的优势和价值，从挖掘、整理、提高、发扬经典针刺方法出发，援引现代医学之理、解剖之学，按中医理论予以重组和剖析，使古今互参，中西结合，百花齐放，万法归宗，把中医学术发扬光大。

第四章

反映创新　继往开来

——与金观源教授关于反映点针灸学的对话

金观源教授,著名针灸理论家与临床家,神经生理学家与时间生物学家,美国国际整体医学研究所所长,美国威斯康星州执照针灸师,美国国立卫生研究院医学研究基金评审专家,北京中医药大学特聘临床中医专家,广州中医药大学名誉教授、客座教授,北京开放大学客座教授,美国中医学院博士研究生班教授,纽约中医学院荣誉客座教授。具有中西医结合、国内外50年从事针灸临床与科研的独特背景。早年受师于焦勉斋、郑魁山、魏稼等针灸前辈,深谙传统的针灸技法与理论,在继承与发展经络学说基础上创建"系统医学针灸－反映点针灸学",并且从事过大量有关针灸、针刺麻醉机制的神经生理学研究。其代表作为《针灸与控制论》(1978年出版)、《临床针灸反射学》(2004年出版)等。

反映点针灸学渊源

巩昌镇: 金老师,我首先感谢您专程来到明尼苏达为我们美国中医学院博士班的学生们讲解反映点针灸学。您建立了反映点针灸学体系,这一体系已经全面反映在您的《临床针灸反射学》和《当代医学针灸学》两部巨著里。我想首先请金老师介绍一下反映点针灸学好吗?

金观源: 回顾近百年发展起来的现代针灸疗法,中西医学互参,百花齐放,其中反映点针灸由于其使用简便,疗效卓著,越来越广泛地得到针灸师们的青睐。大量实践证明,以动态出现在体表的反映点为靶点实施针灸,其疗效要比针灸刺激非反映点的其他部位(不论是否经穴)效果更为显著。最为重要的是,反映点,揭示了穴位的本质,揽括了所有针灸刺激部位(穴位)的特征,可以用于"收编"(解释与归纳)在传统针灸与现代针灸中应用的所有新老穴位、有效点或刺激点(包括西方近年来流行的干针采用的激痛点)。反映点的形成机制,同时也揭示了针灸治病的主要机制。由于反映点的出现可以因人而异、因病而异,用系统医学的术语来说,反映点针灸是现代针灸的一种"自洽"模式。所以,可以用"继往圣,开来学"来形容开展与推广反映点针灸的意义。

巩昌镇: 针灸医学是在身体表面通过刺激来完成的。从人类进化的角度出发,人类机体、组织、器官的进化为针灸医学提供了发展的线索和途径,可以这样来理解吗? 从历史长期来看,针灸医学还会在人类进化过程中发现这样的契机吗?

金观源: 可以这样来理解。因为针刺医学所依赖的刺激靶点 – 经络或反射区中的穴位或反映点,是在动物的长期进化中形成的。因为不仅是人类,其他许多哺乳动物(如狗、猫、马、牛、猴等)都已被证明在其体表存在类似的经络现象或反射区。从近缘的关系来看,灵长类动物在进化到人类的这个漫长过程中,它们不但要与地面上最凶恶的野兽搏斗,同时还要适应变化无常的大自然环境。在它们身体内如果没有一整套完整的调节系统不断地克服与调节内在的功能变化以适应大自然环境,是不可能生存下来的。除了高度发展的神经调节与内分泌调节机制之外,反射区或经络可以看成生物体内另一套与它们相关但相对原始的调节机制。

躯体的表面结构包括皮肤、皮下组织、肌肉等,以及各个感觉器官。它们是身体与外界环境接触的主要部分,来自外界的各种刺激大多是通过作用于它们而输入身体内部的。分布于体表而与身体内部相连的所谓经络或反射区,就属于对外界环境刺激首先起保护反应的那种调节机制。它的调节反应主要是通过改变局部通道阈值的机制来实现的,即尽量减少伤害性的外界环境刺激输入体内。

其实,不只是体表经络或反射区的形成与人类漫长的进化有关,还有许多"躯体的智慧"也都与进化有关,在人类的长期进化或生存中,我们身体所习惯的内外干扰是与现代生活方式所带来的扰动截然相反的。譬如,我们的身体习惯的是饥饿(不稳定的食物供应、素食为主)或田园生活(慢节奏、体力活动为主),还有感染等。如果从历史长期来看,现在人类的生活方式(如穿衣习惯等)

也必定会导致体表反射区的分布规律或敏感性发生变化,但这是一个漫长的过程,在短时间内,我们也许还发现不了。

巩昌镇:二十世纪六七十年代,您的同代人和比您早一点的一代中国生理学人都卷入了中国针灸机制的研究。可以说,这一代人改变了针灸医学的生态和面貌。作为生理学教授,您认为你们这一代人为中国传统针灸带来了什么样的变化?

金观源:那时,国内无论是在城市还是乡村,针灸疗法的临床应用与科研都是空前的。不仅中医在搞,西医也在搞;不仅学医的在搞,不学医的,如理工科的也在搞。针灸、针刺麻醉机制的研究,几乎成为全国所有西医院校唯一的科研项目。也正是从那时开始,围绕经络实质与针灸机制的大量现代研究取得令人瞩目的进展,主要是得出了神经系统的完整对于针灸效应是必要条件的结论。另一方面,在传统的经络实质研究中,未能在经络的体表途径发现存在解剖学所未知的任何特异结构。此外,一个个新穴被发现,原有穴位的功效也被大量的实践发展。经典的经络体系再难以概括大量发现的经外奇穴或新穴。那时针灸的普及就是通过只论穴位功能而不论经络实现的。“新针疗法”所要求的强刺激、不留针打破了传统针刺讲究运用手法的框框。还有一系列新医疗法被创造或者发展起来,如耳针、头针、腕踝针、神经干刺激疗法等,它们在理论上完全脱离经络学说,但临床疗效显著。还有各种微针系统的针刺疗法,如手针、足针、眼针、鼻针、唇针、舌针等如雨后春笋般地涌现,尽管这些“微反射区”多是在缺乏生物学证据的“生物全息论”催生下出现的,不需要经络学说作指导,但同样在临床上发挥了重要作用。

巩昌镇:针灸反射区概念是在什么背景下提出来的? 反映点针灸学是如何发展起来的? 反映点针灸学与您早期提出的并且一直在研究的针灸控制论、系统针灸学有联系吗?

金观源:我的针灸反射区概念是在国内最大的一次针灸热(开始流行于20世纪60年代中期,结束于70年代后期)中提出来的。从那时开始,在研究传统的经络学说中,最大的困扰是未能在经络的体表途径发现存在解剖学所未知的任何特异结构。而且,经典的经络体系难以概括大量发现的经外奇穴或新穴,故使穴位的主治功能显得十分纷乱,所谓“同经异治”或“异经同治”的解释又十分勉强。此外,长期以来围绕经络实质、针灸机制与临床针灸技术所做的大量研究,多是零散、局部、小领域的研究或报道,缺乏一条科学的主线把它们融为一体。它们好比是一朵朵五彩缤纷的花朵,但拼不成一块完整的织锦。当时国内开始用控制论的方法来整理、发掘和提高古典中医的宝贵遗产。我与合作者在深刻认识到这些问题后,体会到从现代反射学的观点出发来研究针灸与经络体系,是一个最有希望与前途的方向,便于1976年就提出了一个人体信息带的简化模型与图谱,对经络体系、针灸调整作用原理,以及针刺疗法的控制过程等方面做了较为详尽的论述。由穴位或反映点连接而成的体表经络线路,也就是体表上分布的信息带。经几十年的临床应用,人体信息带划分与分布规则的真理性经受住了实践的检验。1998年,我们又采纳国际上普遍认同的"反射区"的提法,替代"信息带"的名称,重新制作了"身体反射区"彩色挂图,其应用得到进一步推广。所以,我们现在倡导的反映点针灸,是我们以往研究工作的继续与发展。

但我需要强调指出的是,多数生理学家因为并不从事针灸临床,他们的研究课题经常脱离临床需要。而且,因为实验观察不到经络的特异解剖结构,不少生理学家就完全否认经络现象的存在。我是既有生理学研究背景又有大量针灸临床实践的少数人之一,故十分看重现代生理学研究必须紧扣针灸临床的需要,必须对经络现象做出科学的阐释并且用于指导针灸实践。这也正是四十多年来我一直致力于提出针灸反射区理论与推广反映点针灸的动力。

反映点针灸继往开来

巩昌镇:以《黄帝内经》《难经》《针灸甲乙经》《针灸大成》《中国针灸学》为代表的经典著作为经典针灸学建立了一个完备的理法方穴术体系。反映点针灸学体系与经典针灸理论体系还有什么联系吗?反映点针灸学体系是否脱离了经典针灸理论?

金观源:一些读者粗看我的著作的书名,起初都以为针灸反射学理论纯粹是"西式针灸",是应用现代医学解剖、生理来阐释或指导针灸机制。其实,他们只猜对了一半,针灸反射学理论,同时也是继承古典经络学说的丰硕成果。例如,我所提出的全身反射区分布规律是对传统经络体系继承与重组的结晶,各个反射区的范围定位都是通过对千年以来临床应用穴位的主治功效收集、整理、归类的结果。"继往圣,开来学",是对反映点针灸理论的最好评价。

巩昌镇: 在现代医学没有影响针灸医学之前,经典针灸医学获得了长足发展。针灸的理论丰富了,针刺的穴位增加了,针灸刺激的方法扩张了,针灸治疗的疾病适应证增加了。面对着现代医学,针灸医学受到了前所未有的挑战。以经络理论为代表的经典针灸理论还能为我们针灸医学提供进一步发展的空间吗?

金观源: 能。因为经络系统是人体系统各部之间相互反射的一种功能联系,或者说,是各部之间通信活动的反映。换句话说,古人命名的"内属脏腑,外联肢节"的经络,本质上是对人体体表的那些特定刺激位置与人体其他各部之间所具反射联系的原始描述,或者可以把它归结为人体所具有的生理、病理反射系统。所谓穴位,既是体内生理或病理信息在体表的输出部位,又是针灸治疗信息引发针灸效应的输入部位。这是经络的本质。

试想一下,一句"面口合谷收",形象地表述了牙痛时只要针刺入合谷立即止痛的效应。再一句"肚腹三里求",胃绞痛时,只要把针刺入足三里,无须手法也能使胃痛立止。这些神奇的针灸效应,是每个针灸师甚至初学者都能重复出来的。它们的快速作用提示,如果没有神经系统把手与面部或口腔的功能联系起来(古人称大肠经),或者说足三里与胃部如果不存在某种"功能联系"(古人称胃经),这种快速的疗效是不可能实现的。所以,学习经络体系对于研究人体"体表-体表相关",或者"体表-内脏相关"具有十分重要的意义,对于指导针灸临床提高疗效也至关重要。

我曾经提出,在学习中医时一定要"走进经络",认真学习传统中医的经络学说与经络体系;但在从事临床针灸时,则不要忘记"走出经络",不受古典书籍的束缚,在继承经络学说的基础上有所创新。比如,要认识到"穴位是面,不是点","经络是带,不是线","穴位与经络都是三维结构","穴位本质是反映点,经脉体表循行图本质是反射区",等等。但我们依然要时刻不忘"再走进经络",即在明知经络实体不可能存在的事实后,仍不迷失对经络实质的探索与认知,充分吸取千年针灸实践中总结出来的经络学说的宝贵知识。这种对经络学说认知的"螺旋式"上升,可以使一个传统针灸师快速成长为一个合格的现代针灸医生。

经典针灸原理在反映点针灸学里

巩昌镇：经典针灸学为我们建立了很多针灸治疗的原则,像异经同治、同经异治、上病下取、下病上取、左病右治、右病左治。这些行之有效的、反复为临床医生使用的治疗原则在反映点针灸学中还有体现吗?

金观源：这些治疗原则在反映点针灸学中都有体现。反映点针灸理论解答了经典针灸学中"异经同治"与"同经异治"的困惑。"异经同治"的穴位常可以用同一个反射区来归纳,而"同经异治"则可以用几个不同反射区的重叠来解释。上病下取、下病上取、左病右治、右病左治,这些治疗原则在反映点针灸学中已经被发展成反射区双侧对应或上下对应(包括交叉对应)的选穴或配穴原则。

巩昌镇：在经典针灸学中,我们讲针灸被用来平衡阴阳、疏通经络、补虚泻实、和谐表里。在反映点针灸学中,这些治疗原则和治病机制被完全改写了。针灸的治病机制究竟是什么?

金观源：在明确疾病条件下体表出现反映点的机制之后,就容易解释在反映点上实施针灸为什么可以治病了。其实,它也就是在传统穴位上针灸治病机制的演绎。针灸治病的机制主要是通过促进或强化机体的自愈机制实现的。自愈机制也就是机体维持内稳态的机制。所谓内稳态与中医的"平衡"概念十分类似。这与传统中医认为针灸被用来"平衡阴阳、疏通经络、补虚泻实、和谐表里"其实是同一个意思,唯一不同的是换了一种现代医学的说法。进一步用现代医学的术语来表达,针刺治病的机制可以归结为以下两种情况:

1. 刺激穴位激发的感觉性反射　反映点或穴位内部的各种感受器受到针灸刺激时激发的动作电位,通过其相应的传入神经及其通路,向中枢输入各种感觉信息。这些信息一方面产生针感或通过反射诱发"得气"的表现,另一方面激发各种神经 – 内分泌反射,强化疾病的自愈功能,包括作用于原先导致反映点阳性表现的相应神经中枢,或通过调制突触功能缓解各种原因所致的"中枢敏化",或通过对相同或邻近神经节段支配的内脏起作用,消除其内脏功能的紊乱。

2. 穴位微创导致的神经免疫反射　反映点或穴位内部的针刺刺激会造成局部组织一定程度的"微创",导致一些化学物质(前列腺素、缓激肽、P 物质、钾离子、组胺等)的局部释放,激发神经免疫反射,诱发局部的炎症 – 抗炎反应。

这种炎症刺激可以带有或不带有主观感觉(针感)。它既可以强化刺激部位(躯体局部组织损伤部位)的抗炎作用,缓解局部疼痛,也可以通过缓解刺激局部的炎症而导致"神经源性炎症"的缓解,从而改变与其相联系的中枢或内脏的功能状态。这也可以解释为什么针灸的反复刺激在缓解疾病的同时,也经常导致反映点阳性表现(神经源性炎症的外周敏化)发生变化,如压痛点的消失。

巩昌镇: 在经典针灸学中,我们有一些"四两拨千斤"的穴位,如四总穴、八会穴、八脉交会穴、郄穴、下合穴、五输穴。在反映点针灸学中,我们还有这些特殊类型的穴位吗? 它们以什么面貌或者以什么群体出现呢?

金观源: 有,这些穴位大多是几个不同类型反射区重叠的部位。在经络体系中,有许多重要而常用的穴位既可以治某种内脏疾病,又可以治疗躯体某部运动器官疾病。从反射学的观点来看,它可以解释是某一内脏反射区与某一躯体反射区在这些穴位处重叠的缘故。因为内脏反射区与躯体反射区既然能同时出现在身体表面,就不可避免会有这两类反射区的局部重叠;加上反射区有分层的特点,使不同反射区之间的重叠更为可能。此外,一些穴位(如内关、三阴交)可以用于几种不同内脏的疾患,也可以解释为它们处于几种相应内脏反射区的局部重叠处。同样,中枢反射区也有与内脏反射区或躯体反射区重叠的部位。可以认为,正是因为这些不同类型反射区相互重叠,使体表的许多重要穴位(如四总穴、八会穴、八脉交会穴、下合穴等)具有复杂的主治功能。

巩昌镇: 在针灸治疗中,得气是一个重要的概念。针刺治疗讲究"气至病所",针刺得气讲究"如鱼吞饵",这些概念在反映点针灸学中还适用吗? 在反映点针灸学中"得气"有什么新的解释? 临床上难道要刻意追求得气(如局部抽搐反应)效果才更好吗?

金观源: 这些概念在反映点针灸学中当然适用。"气至病所"经常伴随刺准反映点时发生,而且不需要特殊手法,这也经常是反映点与患部有"短路"联系的直接证明。"得气"现象起码可以表述为四种表现:针下沉紧;强烈针感;看不见但可以感觉到的针下肌搐动(主要发生在穴位深部或大肌肉);肉眼可见的针下局部肌搐动(主要发生在穴位浅部或小肌肉),也就是所谓的肌肉局部抽搐反应(local twitch responses,LTR),针灸临床上常称为跳动反应或扎跳。"如鱼吞饵"也就是其中的第二种,它是一种微弱的局部肌肉搐动反应。我的著作早就对它的生理机制有详细的解释。

41

传统针灸自古以来就十分重视针刺得气，认为"气至而有效"。针刺扎跳被称为"跳动反应"，相关穴位称为"跳动穴"，海外对 LTR 重要性的认识，首次见于洪章仁等的报道。他们在治疗肌筋膜疼痛时观察到，刺激斜方肌上部的一个肌筋膜激痛点时，凡诱发局部肌肉搐动的患者均立即有症状的明显改善，而未获得局部肌肉搐动的则很少有改善。由此他们认为：针刺诱发局部肌肉搐动是取效的关键。因为肌筋膜激痛点是躯体反映点的一种（肌肉局部的躯体反映点），注重针刺得气的反映点针灸自然也注重在肌肉丰富的穴位或反映点诱发局部肌搐动反应，以提高疗效。但不是只有诱发 LTR 才能提高疗效，另外的几种得气方式，甚至不得气，也同样可以提高疗效。

反映点针灸的临床应用

巩昌镇：神经运动系统疾病的患者是我们针灸治疗的最大群体。这些疾病对针灸的治疗反应较好，被医生和病人公认的程度最高。现代针灸学包括反映点针灸学对这一疾病群体从理论认识上和临床实践上做出了卓越的贡献。可否总结一下这些要点？

金观源：消炎镇痛与躯体运动康复作用，是针灸的主要功效。应用反映点针灸更是有利于使针灸的疗效最大化。传统针灸的所有适应证都是反映点针灸的适应证。近代的大量实践证明，以动态出现在体表的反映点为靶点实施针灸，其疗效要比针灸刺激非反映点的其他部位（不论是否经穴）效果更为显著。为了说明反映点在针灸疗法中的重要地位，我曾提出"反映第一诀"："经、穴皆可失，反映不可无"。这是对古人"宁失其穴，勿失其经"经验的补充与发展。取穴时务必以局部出现的各种反应为标准。

除消炎镇痛作用之外，针灸对各种瘫痪的疗效，也是有目共睹的。不论是周围神经损伤或疾病引起的局部瘫痪，还是中枢性原因导致的运动功能丧失，针灸都有相当程度的促进恢复功效。典型的例子，如治疗周围性面瘫与脑中风引起的偏瘫，以及在西方十分多见的多发性硬化症，等等。其实，不仅是促进躯体运动功能的恢复，还有说话、听力、视力的恢复等，也都属于针灸康复的范畴，应用反映点针灸都有非常独特的疗效。

巩昌镇：一些疾病在身体表面没有确定的病变部位，如高血压、失眠、过敏等,它们有反映点吗? 如果有,如何寻找这些反映点? 反映点针灸如何在这些反映点上施术?

金观源:对于非躯体疼痛性疾病,也可以在体表找到反映点,如尿潴留患者可以在三阴交附近找到以压酸为表现的反映点,针刺或艾灸后非常有效。其实,任何疾病也可以不找反映点,如按照传统经络寻找经穴,甚至非经非穴随便找个地方针灸,也经常会有效。这就是平时我们所说的穴位作用的非特异性。一般来说,传统经穴多位于比较敏感的部位(附近有较密集的感受器分布),其特异性比非穴位高些,但如果把它们与反映点相比,则又不及了,因为反映点是与疾病所在的器官或部位有短路联系的靶点,其针灸效果是其他靶点远不能比的。当然,对于一般的疾病,随便扎一下也可能同样取效。有报道,针灸的安慰作用占23% 左右。所以,针灸初学者即使取穴不准,效果也不会很差。但这不等于说对于那些顽固病症就不需要寻找反映点来治疗了。

寻找反映点,首先要熟悉反映点最容易出现在身体的哪些部位。其次,当在体表某一部位发现反映点时,还必须进一步确定它出现的组织结构,或者说它出现在体表组织结构的哪一个层次:是在皮肤、皮下组织、筋膜、肌肉、骨膜或关节腔? 最后,不同表现的反映点也经常有自己的特点。如以压痛为主的反映点容易在紧张性较高的组织结构上检测出来,如大多数压痛点出现在体表的结缔组织或肌肉穴位上;而以突出、肿胀或硬结为主的反映点容易在松弛组织结构部位检测出来。对于在哪儿寻找反映点,我觉得可以按经脉的体表线路寻找,在相应身体反射区内寻找,在患病局部或邻近组织寻找,在同节段神经支配区寻找,在躯体对称区或对应区内寻找。

在反映点上可以应用各种在传统穴位上操作的包括针灸在内的刺激手段,方法也与一般的穴位刺激相同,但要注重四点:一是刺激的结构层次要与出现反映信息的层次相同,而且要尽量找准反映点的反映中心。二是可以选择不同的针具或手段来刺激位于不同组织层次的反映点。如应用七星针(加或不加火罐)刺激位于皮肤层次的反映点;应用较长的毫针或改良后的"浮针针具"刺激位于皮下组织的反映点;应用不同长度的毫针刺激位于深浅不一的肌肉或肌筋膜上的反映点(如激痛点);等等。三是因为反映点的敏感性高,一般无需过强的针刺手法,即不过度做捻针或提插手法,就会有较强的针刺反应与较显著的治疗效果。四是反映点的位置及其表现会随着治疗而变动。由于刺激后原先的位置会发生移动或其阳性表现逐渐随着疾病的好转而消失,每次治疗前要重新确定刺激靶点,并且以消除反映点上的各种阳性表现为观察指标之一。可以采取追踪刺激法,治疗至多数反映点转变正常为止。

巩昌镇: 有些内脏疾病,如心绞痛、肾绞痛在体表的反映可能是一个面,而不是一个点。当反映部位是一个面时,我们的反映点针灸疗法应该如何操作?

金观源: 当反映部位是一个面时,可以参取"一穴多针"或者"一区多针"的刺法,通过增大刺激面积来达到增强刺激量的效果。它是以把穴位或反映点看成一个"面"作前提的,而且把穴位或反映点的中心看成是一个有一定体积的反映层。其实"一穴多针"的刺法,自古即有。在《灵枢》中有"傍针刺""齐刺""扬刺"等刺法的记载。近代在"扬刺"的基础上发展有"围刺"及"同穴多针"刺法等。我在临床上应用"一穴多针"刺法时,经常是在一个穴位或反映点上同时刺上 5~7 针。针的排列可以是"排刺",也可以是"围刺"。前者是数针平行排列成一行或数行;后者是中心一针,其余针包围式一圈排列。

巩昌镇: 一些疾病可能在全身出现很多反映点,如肌纤维织炎。对于这些疾病如何选取针灸治疗的反映点? 如何在这些反映点上施术?

金观源: 肌纤维织炎是一种原因不明的疼痛性风湿状态,其特征是骨骼肌和有关结缔组织的弥散性或局限性疼痛、压痛和僵硬,通常伴随着疲劳发生。它与骨关节炎一样,都属于常见的较严重的、慢性风湿性病症。针刺对于本病有很好的控制疼痛的近期效果。根据疼痛发作部位选取具有压痛的反映点针刺,也可选无痛侧躯干或肢体对应穴针刺。每次 4~8 穴,以针感向患部四周或远处扩散为度。对于寒证也可采用烧山火手法获取热感,留针 30 分钟,可以在针柄加灸或同时照射红外线。每周 2~3 次治疗。当疼痛部位转移时,可追逐刺激转移的患部反映点(压痛点)。

巩昌镇: 一些心理、精神、神志疾病的病人像抑郁症、焦虑症、失眠、多动症、创伤后心理压力紧张综合征已经占据了我们美国针灸诊所的很大比例。对于这一类疾病如何应用反映点针灸学呢?

金观源: 取穴主要在四肢末梢与头部中枢反射区内选取具有压痛的反映点,刺激手段除针刺外,也可以是艾灸、穴位按摩与耳穴埋针。如果压痛反应不明显时,也可以直接取双侧足三里、三阴交、神门或内关、风池,以及印堂或百会,每次 9 穴,针入皮下,浅刺,只要求获得轻微针感,但留针须 30 分钟或更久些。

该法被称为"金氏九联针"。艾灸时,主要在头顶、背部正中线(中枢反射区或督脉)内确定的反映点(压痛点或热敏点)施灸,常见的压痛点位置是百会、囟会、大椎、身柱、神道、至阳、筋缩等。根据症状的严重性决定针灸间隔时间,每日、隔日或隔3~4天一次。如果患者的项部与肩背部表现出强硬、压痛,还可以教患者每天自己用手或按摩器用力按摩项部、肩背肌群,松弛局部张力。对于失眠患者,可结合耳穴埋针。

最近我治疗了一个48岁男性耳聋耳鸣病人的例子。病人突然发生右侧完全耳聋,伴耳鸣已半月,系闻剧烈爆炸声后引起。经耳鼻喉科诊断为右侧感觉神经性耳聋。在其患侧翳风穴触及圆形硬结,压痛显著。做单穴针刺,当针刺入该硬结中心时,稍做捻针,患者已经针感强烈,当即满头大汗、全身发热、即刻耳鸣消失,并可以听到耳语。留针15分钟后,起针时听力已完全复常。一个月后随访,无复发。

这个例子是新近发生的耳鸣耳聋的患者,在治疗中只用了翳风一穴,并取得很好的疗效。据文献记载,翳风穴位于耳垂后,乳突和下颌骨之间的凹陷处,张口取之,"按之引耳中"。我通过细心触摸耳垂后的凹陷处,发现翳风穴处皮下组织的硬度常发生变化,多数患者可触及圆形硬结,大小不一,用手指按压,患者即有酸痛、沉闷感觉向耳内或咽喉方向放射;如避开此硬结,就无此感觉,故认定此硬结就是古书所记载的"按之引耳中"的翳风穴所在。

巩昌镇:我们每个中医诊所、针灸诊所都治疗很多妇科疾病,像不孕症,针灸协助体内人工受孕、体外人工受孕的治疗,以及经前期综合征、更年期综合征等。对于这一类病人如何应用反映点针灸理论和技术呢?

金观源:治疗无论男女性不育症的最佳穴位,都位于泌尿生殖系反射区内。焦勉斋擅长针刺下腹部的归来穴治疗闭经,要求酸感扩散至腹股沟下,配血海、三阴交、中极、气海。血海穴向上刺,使针感扩散至阴部。我常用的是下肢内侧反射区与腰骶部反射区内的反映点,针刺下肢穴位或反映点时尽量获取向腹部或远端放射的针感,如针感不强时可以接电刺激,留针30分钟。隔日针刺一次,连续治疗数月。

巩昌镇:癌症病人也是我们美国针灸诊所服务的一大群体,特别是化疗放疗之后病人出现疼痛、恶心、呕吐、抑郁、口干、秃发等症状,对于这一类病人如何应用反映点针灸理论和技术呢?

金观源: 目前在大多数恶性肿瘤的治疗中,针灸只是作为一种辅助疗法。针灸的目标是帮助减轻肿瘤压迫引起的疼痛,改善全身的状态,包括改善因放疗或化疗引起的白细胞减少,缓解恶心、便秘或腹泻等常见的不良反应,增进食欲,还可提高免疫功能,故有助于延长患者的存活期与提高生活质量等。针对肿瘤原发或转移的内脏或器官在相应的反射区内寻找反映点或敏感穴位施治,最好能发现有结节或突起的压痛点作为主穴,同时在一些中枢反射区内选取具有调节全身免疫功能的穴位作配穴,如足三里、三阴交、曲池、合谷等,还有背部中枢反射区穴位。单独针刺或针刺后加灸均可。此外,还可以对症配穴,即针对患者的各种症状选穴。如以镇痛为目的时,可以按脊髓节段分布取穴,或在相应夹脊穴应用电针刺激,也可以应用耳针治疗等。

针灸的特异性作用和作用机制

巩昌镇: 我们对于针灸治疗的特异性作用和非特异性作用做了很多讨论。如何区分这两类作用? 如何使特异性作用最大化? 针灸治疗的特异性作用和非特异性作用的比例能够量化吗?

金观源: 从反射学观点来看,穴位作用的特异性是由穴位的两个基本特性决定的: 一是穴位的敏感性。或者说,穴位上的感受器及与其相联系的神经网络的阈值比周围较低,故以相同强度刺激穴位有着比非穴位处较多的信息输入,这类特异性经常表现为同一效应的强弱不同。二是穴位的反射性。即相比非反射区内的穴位,组成反射区的穴位有与相应反射部位的短路联系,故有其作用的特异性。这类特异性可以表现为不同性质效应的有或无。有些研究者只把这种差异看作是针灸穴位作用的特异性。然而,由于体表反射既有精确定位的一面,也有模糊扩散的一面,不仅反射区的边界可能不是十分清晰的,而且不同反射区之间可以发生局部的重叠,如在几个反射区重叠处的穴位刺激时,尤其是当刺激强度较大时,就会有影响几个反射部位的作用。此外,由于从穴位刺激所输入机体的毕竟只是一种非特异的干预信息,它所导致的机体反射效应也可以是弥散的(尤其是有体液因子激发时)。而且,针灸效应也受机体原先的功能状态所影响。这又是所谓穴位作用相对性的解释。

巩昌镇: 金老师,您在2016年12月图桑召开的美国中医药学会年会上讲到人体阳侧面的穴位,如头面、腰背、手背处,对躯体疼痛效果好;阴侧面的穴位,如胸腹、掌侧,对内脏性疾病效果好;阴阳两面交界处,如赤白肉际、合谷、后溪、申脉、照海等穴线点上,对中枢神经系统疾病效果更好。与会的其他专家也很赞赏这一总结。这一总结有证据吗? 可否用病例来说明一下。

金观源: 这就是全身反射区的分布规律。它的证据主要是千年以来针灸临床的经验,即基于经络学说的无数临床实践。此外,经典的经络体系的命名已体现了它们与身体阴阳面的类似上述关系。人体的经络体系中有实际穴名的是十二经脉与任、督二脉。十二经脉又分成六条阳经与六条阴经,它们所经过的体表区域显然就是古人认为应分别属于"阳"或"阴"的侧面。六条阴经在肢体上的分布范围都是相应内脏反射区的核心部分;六条阳经的分布范围则都与主要的躯体反射区相一致。此外,"统督一身之阴阳"的任、督二脉更是在头部与躯干的正中线上,恰与主要的中枢反射区相吻合。所以说,把身体反射区分成内脏、躯体和中枢三大类反射区,也符合经络体系命名阴经、阳经和任督二脉的原意。当然,我们提出的反射区的分布规律也对传统经络体系中存在的问题或错误做了修正(如认为大小肠经不应该出现在上肢,胃经应该属于阴经等)。临床上这样取穴的例子很多,例如,常见的许多运动器官疾病或损伤,如腰腿痛、肩周炎、软组织损伤、神经炎、神经麻痹等多发生在身体的阳面。针灸治疗这些疾病的主穴基本上也都在各条阳经(我们称其为躯体反射区)上,如阳陵泉、悬钟、委中、承山、殷门、环跳、肾俞、肩髃、曲池、外关等。主治中枢神经疾患的许多重要穴位,如十宣、后溪、神门、阳谷、八风、八邪、足通谷、束骨、金门、太溪、公孙等也均集中分布于躯干及四肢阴阳面的交界处(我们称其为中枢反射区)。

巩昌镇: 干针的传道者推崇干针刺激到激痛点内的硬结时可以诱发肌肉局部抽搐反应(LTR),并且认为硬结形成的机制与增加的终板电位有关,而且LTR是增加的终板电位释放的结果。您觉得对吗?

金观源: 我不赞同只有在有硬结的激痛点上才能诱发LTR,并且那是增加的终板电位释放结果的观点。其实,针刺不仅可以在有硬结的穴位诱发LTR,在没有硬结的经典穴位,如合谷与足三里等,只要刺中肌梭也能诱发LTR,其机制也并非终板电位释放所致,而是一种牵张反射。从手法针刺诱发LTR的时间来看,它发生快,通常在针刺到肌梭时立即发生,它是一种类似腱反射的活动。即在脊髓中枢只经单突触联系就输出传出冲动,并支配梭外肌中的快肌成分收缩所致。反映点(包括激痛点)内硬结形成的机制显然与肌梭的敏化有关。

针灸的科学成分

巩昌镇：金老师,您提出临床医学中还没有定律或法则,而物理学、化学、生物学中有很多法则。建立临床医学中的法则可能吗? 科学是用模型化、定量化、重复性、实验性来衡量的,针灸医学可以在这个方向上推进吗?

金观源：应该可以。我们正在尝试创建的系统医学原理中就提出了一个有关疾病定义及致病机制的"基本公式"。它不仅应该适合现代医学,也应该适合包括针灸在内的传统中医。这必将推进针灸的科学化进程。

巩昌镇：大家似乎公认医学还不是一门科学,或者不完全是一门科学。医学更是部分艺术,部分科学,或者说医学是科学与艺术的混合体。如何理解? 现状如何? 作为科学的现代医学和作为艺术的现代医学有一个平衡点吗? 作为科学的针灸和作为艺术的针灸有一个平衡点吗?

金观源：我认同临床医学还不是科学的观点,不论是中医还是西医。回顾至今为止的针灸疗法及其理论基础的现状,可以说还是传统的经络学说占主导地位,对治疗过程存在的多种随机性还缺乏有效的控制,故针灸疗效的可重复性还比较低。这与现代科学的飞速发展很不适应。可重复性,是科学的一个最显著特点。所以,目前针灸疗法还只能说是介于艺术与科学之间的学科。针灸疗法现代化的关键,就在于提高针灸疗效的确定性,或者说减少其艺术成分的比例,实现它由艺术到科学的飞跃。至于科研与艺术各占的比例是否会最后固定下来? 我想那也就是您所称的平衡点吧! 我想,它不会固定下来,科学的比例会越来越大,但艺术的成分永远不会消失。

巩昌镇：人们追求健康,人们防病治病。健康和治病给予医学很大的期望。但是医学是一条没有航标的河流,没有路标的道路。关于针灸医学,我们已经知道了哪些方面? 哪些方面对我们来讲还是未知数? 在哪些方面针灸理论家和针灸临床家们会有所突破?

金观源：这不是几句话可以说清的。在 2007 年世界针灸学会联合会北京会议上,我与胡翔龙教授联合主持了"系统生物学与经络、针灸机制研究"论坛。会上我曾以简洁的对照形式,提出有关针灸机制及其临床应用的 30 个核心课题。对当时已取得实证或共识的称为"知",对不清楚或有争议的则为"未知"。它们主要摘自我的那两本书。故要知道这个问题的答案,请参见我的那两本著作,还有朱兵教授主编的《系统针灸学》。

巩昌镇: 经络理论和经典穴位构成的经典针灸一统天下的局面被打破了。针灸医学出现了一种学说林立、各自为政的局面。新的穴位无穷,新的手法层出,新的理论林立。这种状况一方面说明针灸医学的繁荣,另一方面也提示至今对针灸疗法没有一个统一的理法方穴体系。如何评价这种状况?

金观源: 这是对作为经典针灸基础理论的经络学说的一种挑战,说明经络学说必须发展与创新,对针灸治病的机制与穴位的本质必须有科学的认识。然而,要做到这些,没有适当的武器不行。系统论的方法是有关复杂系统的研究方法,是最适当的武器,应用系统论方法来继承与发展经络学说,阐明经络实质与针灸治病机制,创建系统医学针灸理论并用于指导临床实践的方向是最有前途的。我们所提出的反映点针灸就是沿这一方向的一种尝试。

第五章

动筋传承　针法创新

——与陈德成博士关于动筋针法的对话

陈德成博士,长春中医药大学学士、硕士(师从刘冠军教授),南京中医药大学博士(师从邱茂良教授),纽约健康职业学院教授,纽约执照针灸师,曾任职于中国中医科学院针灸研究所,具有30余年中医针灸临床经验,出版专著15部,发表论文100余篇,2001年至美,一直从事中医针灸临床和教学工作。2017年2月陈德成博士应邀来美国中医学院为博士班讲学。这个对话系列是在陈德成博士来明尼苏达美国中医学院讲学期间完成的。

动筋针法的起源

巩昌镇:陈博士,感谢您挤出黄金般的时间来为我们的博士班上课。十几年前您的四部著作:《中国针灸独穴疗法》《中国针灸对穴疗法》《中国针灸配穴疗法》和《中国针灸美容抗衰全书》给我留下了深刻印象,对我后来所做的中医针灸文献的整理产生了一定的影响。我还经常翻看这些著作。这四部著作属于文献范畴,整理这些著作对您进入美国后全面从事临床产生了什么意义?

陈德成:巩院长,感谢你的盛情邀请,您提到的这几本书是我在1992—2000年期间所出版的,在编写过程中,我阅读了大量古今中医学、针灸学文献,总结出500余种疾病的不同针灸治疗方法,基本上覆盖了整个针灸学所包括的治疗内容和疾病病种。这对我后来的临床实践起了巨大的作用,我从中吸取了很多营养,直接指导了我的临床实践。在这个过程中,我也对这些穴位的有效性、方法的可重复性进行了验证和评估,逐渐摸索出了一条自己的针灸之路。

这个过程很像我们任何领域的专家,他们首先获得广博的知识,这些知识可能是来自大学的基础教育,广泛的文献阅读,先人的和当代人的间接经验,我们获得这些知识后需要整合,整合过滤后需要自己反复实践,剩下的就是精华了。我的路就是这样走过来的。我们现在临床上使用的很多经典穴位都能从我的这些早期工作中找到踪迹。

巩昌镇:您的《中国针灸独穴疗法》算作您的代表作吧? 此书的英文版也一版再版。在这一类著作中,我还读过高树中的《一针疗法》,吕景山、何树槐、耿恩广的《单穴治病选粹》,解秸萍的《名医评析单穴治病大全》,宋如英、孙家麟的《百病一穴灵》等几本著作。单穴治病是个很好的理念,也是很多医生追求的目标,但是在我的临床观察中,医生们很少使用一针法,虽然他们强调某一个穴位的重要性。如何解释这种现象?

陈德成:有几件事激发我编写这本《中国针灸独穴疗法》。一个是我上学期间,一位梅核气病人就诊,两年的梅核气,老师一针下去就扎好了;二是我毕业后到针灸科工作,针灸科主任在一位严重的肩周炎病人身上找到条口穴,一针见效,并且效果很好。

一针一穴用于疾病的治疗,并非我们现代人的独创,从《针灸甲乙经》到《针灸大成》的中医古典著作中就有着大量的记载和阐述。著名的“四总穴歌”——“肚腹三里留,腰背委中求,头项寻列缺,面口合谷收”,就是一针疗法、单穴治病的卓越典范。

独穴疗法的意义在于针灸师能够找到最主要的针刺穴位,就是在治疗中最关键的穴位所在,不一定在每次治疗中只选取一个穴位,不排除辅助使用其他穴位。再有就是医生为了迎合病人的心理,有些病人认为付同样的费用,但只刺了一针,心理上不太容易接受,也要在治疗中辅助以其他穴位。但是辨认出整个针灸处方中的核心穴位是针灸医生的一种重要思维方法。

巩昌镇:您反复讲到您的独穴疗法的应用经常更新,英文版屡次修改,从您的《中国针灸独穴疗法》312 个病种到您的英文版 100 个病种,历经修改。您把哪些无效的或者效果不显著的拿掉了,而又把哪些有效的增加进来吗? 可以介绍一下具体的修改吗?

陈德成:1992 年《中国针灸独穴疗法》出版的时候,我收集了 312 种病的独穴疗法。二十多年来,我反复尝试、验证,最近的版本只包含了 100 多种病。这些大部分都经过我的验证,你可能说明天还有改变,有效的筛选出来,没效的拿出来不要它。312 种疾病的几千个独穴疗法不一定都是对的,不一定都是有效的,所以要筛选它,要试验它,但也不能说没用的就是人家的错,我们可能还没有掌握。

还有一个因素就是现代人造假的多了,所以现代人的文章要睁大眼睛去看,自己去用,不能盲从。相对来说,古书上记载的东西,如果我们认真研究还是可以达到的,但是有一些时代的局限性,比如说杨继洲那时候,针具就不一样,那时候的针是很粗的,没有技术能把针做成现在这么细。在经典书籍记录的特效穴位上,穴位的准确性也需要研究。当代在一些经典穴位周围繁衍出来的一些有效奇穴就是例证。

巩昌镇:您提出和发展了动筋针法,其中两个字至关重要,"动"和"筋",请解释一下这两个字如何进入您的针法体系?

陈德成:动筋针法是针灸疗法的一种。"动"指的是"运动",包括主动、被动和负荷运动;"筋"指的是"经筋"或"筋膜"。《说文解字》释曰:"筋者,肉之力也。"《灵枢·经脉》又说:"骨为干,脉为营,筋为刚。"都是对运动肌的描述。"经筋"一词最早见于《灵枢·经筋》中,经筋的"筋"字是一个惯用的会意字,从分析它的部首可以推断出它的解剖学的组织学内容。筋字从竹、从力、从月(肉)旁。竹者节也,说明为筋之物可以有竹节样的外形变化。从力,指出了随着筋出现竹节样外形变化的同时,可以产生力量。从月肉旁者,则更明确了筋是肉性组织。在人体中,筋可随人的意志伸缩变形并产生力量,是牵拉肢体产生相应活动的组织,薛立功教授在《中国经筋学》中明确指出,"筋"就是现代医学所指的骨骼肌。

这里"动筋针法"的"筋"泛指肌肉和筋膜,动筋针法是指在针刺过程中,针刺作用在筋膜层次上,患者在医生指导下,留针期间身体带针进行运动。动筋针法是结合经络学、经筋学、解剖学、运动学和针灸学等进行综合治疗的一种针刺疗法。

我的方法结合了很多人的方法,薛立功的方法、宣蛰人的方法,Janet G. Travell 的方法主要是找治疗点,也就是靶点,然后就是运动。我的理论可以浓缩成六个字:靶点、针法、运动。在哪扎有了,怎么扎也有了,扎完了干啥也有了,剩下的就是看效果了。

我也借用西医的理论来寻找我的治疗点,但我的治疗方法和针具还是中医,再者,我增加了运动,这样我的体系更系统、地道,更有针对性。

动筋针法的三大理论来源

巩昌镇: 在您的讲课中,您讲到您的动筋针法有三大来源:薛立功教授的《中国经筋学》,宣蛰人教授的《宣蛰人软组织外科学》和美国医生 David G. Simons 与 Janet G. Travell 的《肌筋膜疼痛与功能障碍:激痛点手册》(Myofascial Pain and Dysfunction:The Trigger Point Manual)。您给我们一一介绍一下好吗? 先说薛立功教授的《中国经筋学》是如何进入动筋针法的?

陈德成: 有三本书对动筋针法的建立起了关键作用,第一本就是薛立功的《中国经筋学》。薛立功的书是中医传承的,他能把经筋变成骨骼肌,这是我没想到的。咱们不能忘本,薛老的《中国经筋学》在我的动筋针法中当数第一。我们寻找治疗点,中医的经筋理论有它的寻找方法。我们以往并没有太重视,薛立功重视了,他按照古人的方法来找治疗点,其实很多方法在《黄帝内经》中都提到了。虽然方法没有 Janet Travell 的具体,但也不失为一种治疗疼痛的好方法。他用的针具是圆利针,是九针之一,他把它发扬了,他用的是古针古法,但他不如西方理论找得更接近。宣蛰人的很多观点都是西医的,但他都用中医治疗了,他的贡献就是起止点。

这里涉及到解剖学。解剖这两个字首先出现在《黄帝内经》中,“若夫八尺之士,皮肉在此,外可度量切循而得之,其死可解剖而视之”。中医也有解剖,只是受时代和环境影响没那么精细而已,解剖学是人类对自己身体、形态学的基本认识,它是一个基础学科。中医也在进步,解剖学也比原来有所发展。《医林改错》就是一次伟大的尝试,医学最后是趋于大同的。

准确点说,不止这三大理论,这只是其中的一部分,这三大理论对我能找到治疗的精准靶点,有很大的启发作用。其实根本的理论基础还是针灸学、经络学和针灸治疗学。薛立功教授的《中国经筋学》就是古代针灸学的一部分,并没有被后代医家所重视,书中详细论述了疼痛类疾病的取穴和针刺治疗方法。后两部书都是告诉我们用比较简便的方法,精确地找到针刺治疗的治疗点。但他们都没有谈及运动、运动形式和运动方式,患者带针运动,是我在“肌筋膜学说”的启发下,以及后来的临床实践中摸索出来的。

巩昌镇: 宣蛰人教授一生从事外科手术,而成就于《宣蛰人软组织外科学》,并且被针灸医学所接纳。哪些内容被纳入您的动筋针法了?

陈德成: 宣蛰人教授的《宣蛰人软组织外科学》认为,软组织损伤而导致的疼痛,其治疗的部位主要在于肌肉与骨骼的附着处,即肌肉的起止点。在这里我举几个肌肉起止点的例子:臀大肌的上方至髂骨后面臀后线,骶骨和尾骨的后面,骶结节韧带,下方至阔筋膜髂胫束和股骨臀肌粗隆;梨状肌的内侧和上方至骨盆骶前孔边缘和坐骨大切迹,外侧和下方至大转子上缘;冈上肌的内侧至肩胛骨冈上窝,外侧至肱骨大结节;冈下肌的内侧至肩胛骨冈下窝,外侧至肱骨大结节;三角肌的内侧至锁骨外 1/3,肩峰外侧缘,肩胛冈下缘,外侧至肱骨干外侧中部稍上(三角肌粗隆);胸大肌的下方和内侧,锁骨部分至锁骨内侧 1/2,胸骨和肋骨部至胸骨柄、胸骨体和第一到第六肋软骨的前表面,腹部至外斜肌腱膜,上方和外侧,至肱二头肌沟的外侧缘。我把这些起止点作为动筋针法治疗的靶点之一。

巩昌镇: 美国医生 Janet Travell 的《肌筋膜疼痛与功能障碍:激痛点手册》也成了一部影响针灸的经典著作。这部著作是如何进入您的动筋针法的呢?

陈德成: 肌筋膜激痛点,简称激痛点,是指骨骼肌内可触及之紧绷肌带所含的局部高度敏感的压痛点。当这些点受到按压时,肌筋膜激痛点可激发出整块肌肉的疼痛,这种疼痛还可扩散到周围或远端造成牵涉痛。肌筋膜激痛点通常位于受累肌肉的中部、肌肉与肌腱的交界处、肌筋膜边缘处、肌肉附着于骨突的部位等。全身有多少个激痛点?《肌筋膜疼痛与功能障碍:激痛点手册》一书记录了身体上 147 块肌肉中的 255 个激痛点。这些肌筋膜激痛点开始被用于治疗肌筋膜炎症引起的疼痛综合征。针刺肌筋膜激痛点可以长时间地减轻由于肌筋膜激痛点所诱发的沿整块肌肉向远端部位传导并且产生感传性的疼痛。肌筋膜激痛点的针刺被针灸医生和有现代医学背景的从业人员所使用。

《肌筋膜疼痛与功能障碍:激痛点手册》认为,刺激激痛点可以缓解疼痛,激痛点也属中医阿是穴范围,当然它也是动筋针法治疗的靶点之一。

靶 点 治 疗

巩昌镇: 动筋针法治疗的核心理念是靶点治疗。如何定义靶点? 靶点和经穴、反映点、激痛点、敏化点、压痛点是一种什么样的关系呢？

陈德成：阿是穴从广义上说包括所有的痛点和压痛点，当然也包括宣蛰人压痛点和激痛点，可以说压痛点和激痛点是阿是穴的表现形式，使阿是穴更具体化且便于寻找，同时又丰富了阿是穴理论。但两者并不是阿是穴的全部内容，激痛点除压痛点外，还包括进针的肌肉和结节等。按照宣蛰人软组织外科学理论和 Janet Travell 的肌筋膜理论，则很容易找到阿是穴。压痛点是肌肉的骨骼附着处，位于肌肉的两端，而激痛点则位于骨骼肌的肌腹上，阿是穴则可以在任何部位。阿是穴、压痛点和激痛点这三者皆为疼痛点或内脏疾病的反应点，但他们之间的概念、解剖形态、病理特点和分布部位不尽相同。

巩昌镇：经典穴位都有了确切的位置和他们的主治功能、针刺方法。在您的动筋针法中，靶点的位置就如同经穴在经典针灸中的位置。如何选择靶点呢？

陈德成：对于疼痛类疾病，以往治疗的靶点不确定，就像阿是穴，没有固定的名称，没有定位，也没有数量限制，主要是治疗疼痛。靶点是指医生所选取的治疗点，包括阿是穴、痛点、反应点、压痛点、激痛点，以及不同形式的筋结病灶反应点。痛点即病人疼痛的部位，"以痛为输"是选取治疗点的一条基本原则。动筋针法就是通过三个主要来源落实这条原则的。薛立功、宣蛰人、Janet Travell 三人在肌肉这一方面都统一了，但是他们的思想来源是不一样的。肌肉不是最终的目标，最终的目标是找治疗点，这些治疗点都包含在肌肉中。薛立功的《中国经筋学》所描述的"筋结""结节"，也包括《黄帝内经》中的"横络""筋结"等筋结病灶反应点。压痛点就是上述宣蛰人的《宣蛰人软组织外科学》中提到的软组织在骨骼的附着处，即肌肉的起止点。美国医生 Janet Travell 的肌筋膜激痛点，以及紧张肌肉带。筋结点、压痛点、激痛点都是寻找靶点的基础，这一点至关重要。

巩昌镇：在传统针灸学中，针灸作用到经典针灸穴位上。在您的动筋针法中，您引进了靶点的概念。靶点的概念比经典穴位更加宽泛。找到靶点、检查靶点是动筋针法的关键环节。如何检查这些靶点呢？

陈德成：靶点的检查方法主要有四种，寻经检查、寻筋检查、寻肌检查和寻膜检查。

寻经检查是根据中医经络循行路线找到与疼痛部位相关的痛点，根据疼痛部位,大体判断为何经所主,然后循经在肌肉、肌腱和骨骼的间隙和边缘(杨甲三教授称为三间三边),一点一点按压揣揉等,细细寻找到压痛点(阿是穴),确定靶点的部位。

寻筋检查是根据中医经筋循行路线找到与疼痛部位相关的痛点,确定横络、筋结的部位。

寻肌检查是根据西医肌肉解剖学理论找到与疼痛部位相关的压痛点,多为肌肉与骨骼的附着点,即肌肉的起止点。

寻膜检查是根据西医肌筋膜理论找到与疼痛部位相关的痛点,即肌筋膜激痛点,也称触发点或扳机点。

具体讲来,靶点检查方法首先让病人指出身体最痛的部位、区域或点,再根据动态检测,找到引起疼痛的责任肌肉和相关肌肉群,之后找到这些肌肉的起止点和激痛点,以及根据经络和经筋理论在病灶附近或远端找到相应的阿是穴。这样就可以确定治疗的靶点。

以下方法可以用来寻找靶点:

切循式方法主要用于结筋病灶靶点的检查,是寻找经筋和结筋病灶点的常用方法。切循时手法用力要均匀,一般多用拇指或食指的指腹或侧面进行按压或点压,移动检查。操作时医生左手拇指轻轻点在所要点压部位的一侧,以扶持和固定部位,然后用右手拇指或食指的指腹或侧腹,点压、推挤、循按、提寻,采取自上而下,或自下而上,先点后线,由线至面,再至拮抗面整体的顺序沿经筋或经脉逐一寻找阳性反应点,即结筋病灶点。

滑按式方法,即"滑动式按压法",这是宣蛰人教授压痛点的检查方法,主要用于肌肉与骨骼附着处的靶点检查,是指用拇指末端的某一着力点,如指腹、指尖或指侧腹,用力方向指向痛点,必须垂直于痛点所处平面,在压痛点上适度压紧,并做小幅度的左右或上下快速度的滑动。

平滑式方法,即以手指来回推动检查区的肌肉组织,以便仔细寻找其中的条索状物或硬结。硬结直径一般为 1~4cm,其大小主要与激痛点的活动性有关。这种方法主要用于浅表的肌肉,如斜方肌、股直肌、掌长肌等。

钳捏式方法,即在拇指与其他手指之间牢牢地钳捏住检查部位的肌肉组织,以前后推动的方式寻找其中的硬结。当确认这一硬结后,沿着其长度可定位出小结及其最大的压痛点,亦即激痛点。这种方法主要用于身体体表游离缘肌肉中激痛点的定位。如大圆肌、胸大肌外侧缘、肱三头肌中的激痛点。

弹拨式方法,即当平滑式触诊及钳捏式触诊无法触及激痛点时,便需要采用深部触诊法。具体方法是手指尖放在肌肉的紧绷带上,与肌带的走向呈直角方向,当手指往后回收的同时突然往下压,使下方的肌纤维在手指下滚动,这个动作就像拨吉他弦一样,只是手指没有滑越过皮肤,而是与皮肤一起动。当引起局部性的压痛,与患部感觉到的疼痛一致,并伴有相关的运动障碍时,它便可能是位于深部的激痛点。这一方法主要用于体内深层肌肉,如腰大肌、腰方肌等激痛点的定位。

针灸的层次

巩昌镇: 动筋针法也很注意针刺的层次,您是如何划分针刺层次的呢? 您的分层取代了经典针灸的天人地的分层方法了吗?

陈德成: 天人地的分层方法还是在经典针灸学的范围之内。程莘农教授做了进一步的发扬,并发展出了"三才进针法"。程莘农教授在长期的医疗教学实践中,在借鉴传统三才刺法的基础上,总结出了一种进针法,也就是"三才进针法"。"三才法"最早见于《金针赋》:"初针刺至皮内,乃曰天才;少停进针,刺入肉内,是曰人才;又停进针,刺至筋骨之间,名曰地才。"我们可以看出,把人体穴位分为天、人、地三部,以皮内为"天",肉内为"人",筋肉之间为"地",即浅层、中层和深层三个层次,分层针刺。

经典的针灸层次,除天、人、地外,还有皮、肉、筋、骨、脉。现代针灸学在此基础上,结合现代的肌肉骨骼解剖,也可分为皮肤、皮下、肌肉、骨骼,还可分为皮肤、浅筋膜、肌肉、深筋膜、骨膜等。

巩昌镇: 动筋针法的作用位置主要在浅筋膜层次。如何掌握针刺技术使得针到浅筋膜,而不是不及只在表皮和真皮的层次上,或者过之而到了深筋膜和肌肉的层次上呢? 身体的不同部位作用有何不同呢?

陈德成: 动筋针法的作用位置主要在浅筋膜层次,但今年临床中发现动筋针法针刺也作用在肌肉和深筋膜层次。根据临床的不同病症把握针刺的层次。浅筋膜层主要是在皮下 3.0~4.5mm,针刺需要特殊技巧。

针刺方法包括浮刺法:即沿皮下浅筋膜刺入,多用长针;直刺法:垂直进针,可深入肌层或骨膜,多用短针;斜刺法:45°角斜刺,针尖指向靶点,多用短针;单刺法:一个靶点浮刺或直刺一根针;多刺法:一个靶点浮刺多根针。留针于靶点上,开始肌肉拉伸和抗阻运动。

针法操作有几个要素,进针点:多在靶点周围上、下、左、右2~3cm处,可顺着肌纤维方向,也可垂直肌纤维;进针深度:为皮下浅筋膜层,3.0~4.5mm,不要进入肌肉层;进针时局部皮肤松紧适度,右手持针,左手固定套管(最好用有套管的针,容易固定和减少疼痛),进针时套管不要离开皮肤,快速用力拍入,调整针尖角度,沿皮下徐徐平行进入。

运 动 针 灸

巩昌镇:动的概念主要体现在治疗过程中。针刺过程中附加病人的运动,如何运动? 增加这些运动会产生什么样的临床效果?

陈德成:带针运动的方法以前就有,但是不太一样。我的这种针法也反复推敲,以前叫动针疗法,后来发现不对,针没动,是肉在动,针动和肉动是不一样的,行针法是针动,不是肉动,这是针不动肉动。运动是相对的,效果是一样的,但是运动有两个好处。第一,病人要是感觉疼,他是不会动的,所以在他不疼的情况下可以运动;第二,运动的时候肌肉里边可以插入针,那你运动的效果就不一样了。

患者带针做的主动、被动和负荷运动,主要是指损伤部位或相关的责任肌肉的屈伸(伸展和收缩)运动,以及适当的动态拉伸运动。运动的关键是相关责任肌的屈伸、动态拉伸和抗阻运动。收缩是肌肉的主动运动,使肌肉缩短,肉处于紧张状态。伸展是肌肉的被动运动,使肌肉拉长,肌肉处于放松状态。拉伸就是过度伸展,动态拉伸是指当肌肉伸展到极限时,突然发出的短暂的过伸冲击力,这种冲击力持续0.5~1秒。所有这些运动都是在患者不发生疼痛和新的损伤范围内的运动。

我是这么来看病的。通过诊断找到这个点,找到这个点很重要。寻找激痛点是一个方法,还有其他一些动态的方法。比如说让病人给我指一下哪里痛,然后可以得出涉及哪块肌肉、哪条经络,我再让病人做几个动作,看哪个动作做不上,我就可以基本判定靶点大概在哪里了,揣摸定位后再配合运动。

巩昌镇：动筋针法的适应证有哪些？在哪些病种上有特别好的临床效果？哪些病种根本不适用？

陈德成：动筋针法是众多针刺方法之一，有广泛的适应证。主要适用于软组织损伤、各种疼痛，还有耳鸣、肥胖、消化不良、胃肠功能障碍、妇科炎症等，以及与软组织损伤有关的功能和结构改变，如内脏疼痛、痛经等。

动筋针法机制

巩昌镇：您有一张图非常醒目，这张图比较了动筋针法前后的状态。术前筋膜粘连，术后筋膜分离。这完全可以说明动筋针法的作用机制吗？

陈德成：动筋针法的作用机制主要是通过对靶点的治疗，松解相关的筋膜链，再由筋膜链的传导作用恢复人体结构的平衡。动筋针法是直接刺激浅筋膜，浅筋膜通过疏松结缔组织与深筋膜链接，深筋膜由肌外膜、肌内膜、肌束膜、肌间隔等形成一个筋膜网络，通过筋膜网络传递到骨膜乃至全身及内脏的筋膜，整个筋膜系统是贯穿人体的一个结缔组织网，它包绕着肌肉、肌群、血管、神经、骨骼等，当动筋针法刺激浅筋膜时，通过肌肉的带针运动，大大增加了针刺对筋膜的刺激量，把这种刺激从浅筋膜传导到深筋膜、骨膜以调整人体筋膜的机械张力，从而驱使筋膜、肌肉和骨骼结构的平衡（见图1），以达到止痛和恢复内脏功能的目的。

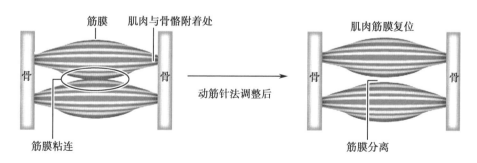

图1　动筋针法作用机制示意图

巩昌镇：在动筋针法中，哪些是从经典针灸学中继承过来的，哪些是新的发展呢？可否做一解释？

陈德成：正如访谈开始，我们谈到动筋针法的三个来源：薛立功教授的《中

国经筋学》,宣蛰人教授的《宣蛰人软组织外科学》和美国医生 Janet Travell 的
《肌筋膜疼痛与功能障碍:激痛点手册》。在这三个来源中,薛立功教授的《中国
经筋学》从经典针灸学继承的成分更多一些,宣蛰人教授的《宣蛰人软组织外科
学》和 Janet Travell 的《肌筋膜疼痛与功能障碍:激痛点手册》包含着更多的新
发展。传统阿是穴的选择和针刺的方法显然是继承而来,但现代的治疗靶点和
运动方法应该是发展而来。传统穴位是从经典针灸学中继承过来的,肌肉起止
点、筋结点、激痛点都是新的发展。

激痛点与动筋针法

巩昌镇: 您对阿是穴的来龙去脉做过很深的研究。Janet Travell 的《肌筋膜
疼痛与功能障碍:激痛点手册》出现的 255 个激痛点是阿是穴吗? 这是对阿是
穴的深刻挖掘吗?

陈德成: 关于阿是穴和激痛点的来龙去脉,我已撰文,将在《中国针灸》发
表,255 个激痛点是对阿是穴的具体化和补充。

阿是穴的含义是由《黄帝内经》发展而来,《灵枢·经筋》篇"治在燔针劫
刺,以知为数,以痛为输",即指以痛点或压痛点作为针灸治疗的穴位,这是最早
的阿是穴的提法,但《内经》通篇并未见到"阿是穴"三个字。"以痛为输"是阿
是穴的最早版本。

在"以痛为输"的基础上,唐代医家孙思邈首次提出"阿是穴"概念。他的
《备急千金要方》:"有阿是之法,言人有病痛即令捏其上,若里当其处,不问孔穴,
即得便快,成痛处即云阿是。灸刺皆验,故曰阿是穴也。"首先提出"阿是穴"这
一术语。可见阿是穴即是广义的压痛点,有时也称天应穴或反应点等。

一般认为阿是穴产生于临床实践,"阿是"即是当医生按压病人时,病人因
为突然的刺激所引起的疼痛,而下意识地发出叫声"阿——是"。现代临床发
现,西方人也会这样说,他们会叫出"哦——叱",发音极其相似。或者是当医生
按压时询问病人"痛不痛?",病人感觉到按压的疼痛而发出叫声"啊——",之
后肯定这是痛点,并说"是——",这便是阿是穴名称的由来。阿是穴的特点,既
无具体名称(所有的穴位都称阿是穴),又无固定位置,主治功用也不十分明确,
但公认对痛症的治疗有效。临床上按压时病人有酸、麻、胀、痛、重等感觉和皮肤

结节变化等,阿是穴的应用已有两千多年。

Janet Travell 作为一个经典,阿是穴虽然起源于孙思邈,"以痛为输",但是1 000 多年没有更多的发展,到了 Travell 这里,她把 250 多个穴位精确地定义出来了,每个穴位下面的肌肉解剖结构准确地描述出来了,符合现代医学的标准,这应该算是针灸穴位的一个发展。

最初的这些理念还是中国人的,从"以痛为输"到阿是穴经过了 1 000 年。总结的中国经筋学,其实也是在找阿是穴的定位,但是阿是穴的特点就是没有定位、没有名称,主要是治疗疼痛类疾病。孙思邈提出了阿是穴存在,但是怎么找阿是穴? 就凭病人指出哪个地方痛就是哪里,这就有点经验医学,没有理论基础。Travell 医生的书是有理论指导的,能准确找出阿是穴,你说你这个地方疼,人家能在某个地方找出相应的点,所以找阿是穴的方法我们不如西方人。但是能提出阿是穴这个概念的也很伟大,只是我们没有深入研究下去,薛立功的书也是在找阿是穴,即经筋点,按照他理解的古代的理论,我们只是没有挖掘到。巧合的是,托马斯·迈耶斯声称没有读针灸学,也没有读经络学,却提出了肌筋膜链的概念。对这一点,我表示怀疑,他们从来不提我们的针灸理论,但不代表我们的针灸理论在西方是见不到的。我觉得他们在很大程度上受中医学影响。您看Travell 的书也在不断更新,她出的第 1 版《激痛点手册》,激痛点都在肌肤上。后来薛立功用的都是起止点,在骨骼处,再版的《激痛点手册》将起止点也加进去了,我觉得她是受了薛立功的影响。

现代版本的阿是穴包括宣蛰人的压痛点、薛立功的经筋点、Travell 的激痛点。他们都是在某种理论指导下发展的阿是穴。《黄帝内经》是"以痛为输",提出了阿是穴的最早的理念,孙思邈第一个把这类穴位叫作阿是穴,就好像机动点开始时也有人认识到,但是不叫这个名字。只是孙思邈仅仅提出了阿是穴,具体怎样去找、怎样操作他没有跟上,在这之后 1 000 多年也没有人跟上,从《黄帝内经》的"以痛为输"到阿是穴走了 1 000 多年,从阿是穴到薛立功走了 1 200年。现在 Travell 只是丰富了阿是穴理论。激痛点是阿是穴的一部分,都是在中医针灸框架下的大理念,不能说它是独立于中医之外的什么东西,激痛点就是阿是穴。

巩昌镇:针灸学中还有这样的例子吗? 一个经典的概念为医学的进一步发展种下了种子,像华佗夹脊穴会发展出夹脊医学来吗? 我们从不同方向发展了阿是穴,这对不孕症适用吗? 对情志病适用吗? 对精神系统的病适用吗?

陈德成:这是需要深刻研究的一些领域。从阿是穴到激痛点是一个典范。我认为以针灸为代表的体表医学还有很大的发展空间。

巩昌镇:为什么《解剖列车》的筋膜链没有成为您的动筋针法的来源之一呢? 但是您也使用到了《解剖列车》里的概念和思路,如何评论?

陈德成:《解剖列车》的筋膜链只是一个学说,他的分布很类似于我们的十二经脉和十二经筋的循行,有一定的启发作用。

筋膜在针灸中的作用究竟多大呢? 现在能下结论了吗? 我觉得筋膜不是经络,所以它也不能代替经络。我说的都是客观的,留点余地,肯定它们有关系,但它们不是等同的,他们研究筋膜的也不敢说筋膜包含经络的本质。我刚才讲的是浅筋膜,然后通过运动刺激就会传导到深筋膜,通过整个筋膜网络传导到骨膜,没有运动它就传不过去,所以运动在这里起一个关键作用。但是有时候带针运动也是受限的,所以需要一些技巧,扎完必须得让病人活动,所以针刺技巧是一个方面。那穴位呢,是经典穴位,还是激痛点? 这个问题的回答就得非常谨慎,因为有些穴位既不是激痛点也不是传统穴位,可以说是阿是穴。这套方法对痛症非常好,跟干针差不多,是干针的一种方法,可以这么理解。现在咱们试图摸索一些治疗内脏疾病的方法,也可以在传统穴位上做这个,但是最基本的,要用手摸到靶点才能下针。干针也是需要摸的,但是摸到哪是有它的理论指导的,它不是浑身乱摸的,不是从头摸到脚,发现哪个是哪个。

腰 痛 治 腹

巩昌镇:我们有很多针灸治疗腰痛的方法。您讲到很多腰痛之病,治疗在腹部,您提出"腰痛治腹",理论依据是什么? 如何操作?

陈德成:其实"腰痛治腹"只适合一部分病人,并不是所有的腰痛都从腹部论治。其理论根据主要是解剖学,仅限于腰大肌或髂腰肌损伤的病人。由于现代人久坐办公室,所以这类疾病较多。

我曾经用动筋针法治疗过一个腰痛(腰大肌损伤)病人。这是一位女性病人,56岁,腰部剧烈疼痛一天。自述有骨质增生病史10年,时常腰痛,因为昨日在家拖地,弯腰动作太久,以致腰痛和活动受限,夜里腰痛加重,上床困难,不能平卧,不能入睡,站立时不能直腰,更不能后伸腰部,不敢坐下,从坐位站起十分困难,问诊时她不愿意坐下,只好站位看诊。检查:向前弯腰不受限,站立、走路没有问题,俯卧位后伸大腿明显受限。诊断为"急性腰扭伤"(腰大肌损伤)。治疗先找到腰大肌腹部压痛点,再找到腰大肌止点小转子的体表投影,均有明显压痛。治疗行针于腹部、大腿前内侧,腰背不用一针。一次治疗后腰部疼痛全消,活动自如,动态检测腰部活动完全恢复正常。病人非常高兴,连声道谢,并介绍其孙女直接看诊。

巩昌镇:可以介绍一下动筋针法"腰痛治腹"的一般程序吗?对哪种类型的腰痛可以使用动筋针法的"腰痛治腹"呢?

陈德成:当然。病人腰痛,可以弯腰前屈,但直立、平卧、仰卧和后伸困难。诊断首先考虑腰大肌损伤,其特点是痛点不明显,一般病人主诉,腰部大面积疼痛,但又指不出哪里最痛,也没有明显的压痛点,如果要求病人指出痛点,他们一般会沿着脊柱两侧上下比画。腰大肌急性损伤的病人会剧烈疼痛;慢性劳损的病人以酸痛为主,表现出腰部很不舒服,坐立不安等。

病人感到疼痛有放射感,也就是神经卡压。病情久不见好,导致其他疾病(腰痛彻背)。检查腰大肌的起止点,T12 旁 2 寸(胃经,滑动式按压,动作轻柔,不要有冲击力)。

寻找靶点——压痛点:肌肉的条索、结节、坚硬的肌肉组织都是治疗点,通常在腰大肌和腹直肌的外侧按压,尤其在腹直肌的边沿按压,可以仰卧位,如果腹直肌紧张可以向健侧侧卧位,从腹直肌的侧面向脊柱按压。用拇指轻滑动按压找到小小的波动,会发现硬结存在,就是靶点。腹部的靶点通常在脐旁两寸上下位置(胃经)或脐下 2 寸地方——激痛点。就是沿着脐旁 2 寸这条线,往盆腔方向按压就能找到反应点。确定小转子的体表投影:仰卧,屈膝屈髋位,耻骨联合下沿划一平行的线,与腹股沟交叉的交叉点下方 5cm,就是小转子的体表投影。

前侧腹部进针,腰部后部不考虑。针尖的位置很重要,进针点不太重要,可以在带脉、胃经进针,3 寸针,避开腹直肌,到达腰大肌后,轻轻地提插;两侧腰大肌损伤,只需治疗一侧就可以;小转子——平刺、斜刺避开神经血管。注意:腹肚深如井,背部薄如饼。

要求病人配合动作:直腿抬高、屈膝屈髋、仰卧起坐、腹式呼吸。带针做这四个动作。嘱咐病人做运动牵拉：腰大肌的牵拉，久坐办公室的可以经常牵拉腰大肌(治未病)；力量的训练：负重的直腿抬高试验，仰卧起坐，增强肌肉的收缩力。注意运动要有方向，有力量。

针灸学的发展

巩昌镇：针灸在穴位和针法探索上有很多新的发展。经典针灸学派强调传统标准穴位，现代针灸强调解剖、结构。我们采用什么样的方式发展针灸呢？未来的针灸在哪些地方会有更新的发展或者突破呢？

陈德成：从学术角度来说，我们应该反对学术界的两种极端思潮，一是保守派的"唯古独尊"，完全排斥西方的理论和做法，认为《黄帝内经》是终极真理，不能有任何改动和冒犯；另一种是现代派的"唯西至上"，跟着人家跑，认为人家的东西太伟大了，把自己的东西全丢了，学了几天肌肉解剖、激痛点和肌筋膜等理论和技术，就忘掉了老祖宗，瞧不起两千年来一直指导和维护人类健康的中医针灸理论和治疗方法。我个人认为，这两种观念都是错误的，我们主张"尊古而不泥古，创新而不迷踪"，尊重古代但不局限于古代，创新但不能忘本。兼收并蓄，把干针纳入针灸学范畴，坚决反对"干独"。

我们要把握中医的东西，还要把西医的学来，融合在一起形成自己的东西，为自己服务。把激痛点纳入阿是穴就要这样。

激痛点理论对痛症而言是有一定优势，确实有效，但对于失眠、抑郁症等精神疾病，还有汗症，特别是对内脏疾病等则一筹莫展。对于这些疾病我们还要根据传统理论来治疗，比如我治疗耳鸣，两针扎翳风和听宫，这不是靠激痛点来找的，这纯是靠中医理论来操作的，所以还是要两条腿走路。咱们原来的那套方法治内脏疾病确实有用，但是治疗痛症，现在的针灸理论显得有点滞后，不如干针的方法来得快，来得准，我们要学习其中好的技术和方法。

西医用针灸的理论，中医也可以用西医的理论。中医1 000年前已经认识到这个问题了，西医现在只是解决了这个问题。西医的理论丰富了阿是穴的理论。西医已经告诉你怎么找，剩下的就是操作，找到点很重要，而怎么做就不重要了，用哪种方法都好，只是习惯问题，其中的目的只有一个：止疼。干针很有效。

作为干针的针灸和激痛点理论,要为我所用。按照这一理论来指导,可以大概知道摸哪个地方,所以我们也要用他们的理论,但不一定全靠他。我们还有经络理论、经筋理论,都可以指导咱们,以前没有他们的理论的时候我们也扎针,也有效果,加上他的理论只是锦上添花的事,而不是说把咱们的扔了,跟着他们跑。我从来不主张这个,老祖宗的东西2 000多年了,也维护人类健康了,能没有作用吗? 那样的话早被淘汰了,还能流传到今天? 我觉得加上他们的理论是对针灸学的补充,是个发展,而不是说把我们的理论全丢了。

巩昌镇: 您讲到宣蛰人教授从大量的手术中总结经验,最后建立了中国特色的软组织外科学,Travell 医生从药物注射发展到干针。他们是从人们最习以为常的领域发现了问题而取得了瞩目的成就。我们有些医生念念不忘自己治疗病人的成功例子,很少认真总结失败的、丢掉的病人的例子。"失败为成功之母",如果我们反过来更加注意讨论失败的经验,是不是我们的临床效果会有更大的提高呢?

陈德成: 当然。您看 Travell 医生经历四步发现干针。她最早用注射的方法治疗,湿针疗法,打麻醉药利多卡因,后来发现打维生素也管用,又发现打蒸馏水也行,后来干脆直接拿注射器扎两下,最后就用针灸针代替注射器,湿针变成干针了。这一发现过程对很多医生来说都有启发意义。

巩昌镇: 针灸医学也应该像其他医学一样,是一门开放的学科。您从宣蛰人教授的《宣蛰人软组织外科学》和 Janet Travell 的《肌筋膜疼痛与功能障碍:激痛点手册》获得了发展针灸学的有用成分。您对同行有什么建议呢?

陈德成: 在我的针灸临床实践中,宣蛰人教授的压痛点,即肌肉的起止点理论,和 Janet Travell 的激痛点理论,帮助我迅速找到针刺治疗的靶点,也就是阿是穴,可以大大提高针灸治疗点的精准性,是针灸学应该吸纳和学习的。

巩昌镇: 这几部著作都是现代医学影响针灸的典型案例。从您的观点出发,针灸医学影响到现代医学了吗? 能举出几个具体的例子吗?

陈德成: 关于针灸对现代医学的影响,无论是宣蛰人教授的密集型银质针,使用针灸针代替了手术疗法,还是现在的"干针",使用针灸针代替了注射疗法,这些都是借用了我们古代传统的针灸针具,而实现他们在临床上的突破。可以说,中医针灸学对西医的影响也是巨大的。

巩昌镇: 您表现出了对针灸医学发展的执着和热爱。如何评价当前针灸医学的发展？您认为现在是针灸发展的一个黄金时期吗？

陈德成：从《黄帝内经》以来，医学跟文化牵扯很紧，包含着大量的医学内容、哲学内容、文学表达，中医一直延续这个传统。现代医学就是纯粹的医学，它就是人体疾病、健康、治疗，没有哲学、文学的干扰。中医承载的是中国的传统文化，阴阳五行，任何事件都是平衡的，这是阴阳的总的方面。阴阳什么都包括了，包括哲学、天文、地理、自然、科学，阴阳平衡是中国的理念。五行是各个事物之间的相互联系和制约，五行维持各种关系平衡。

纵观针灸学的发展，历史上有三次飞跃：第一次飞跃是《黄帝内经》，《灵枢》奠定了针灸的理论基础，主要是经络理论；第二次飞跃是晋皇甫谧所著的《针灸甲乙经》，确立了349个腧穴的名称、定位和主治；第三次飞跃是明代杨继洲为代表的《针灸大成》，以众多的刺灸方法闻名。杨继洲对针灸的贡献是很大的。我曾经写过一篇针灸文章谈到杨继洲的贡献：第一，杨继洲那时候是明朝末年，他那时的疾病跟现在不太一样，虽然症状很相似，但疾病诊断不是一回事；第二，是在针具上，那时候造针具的技术没有那么好，针都比较粗，刺激都比较强，他用的穴并不多，但是每个穴我估计手法都比较重，那他的效果跟咱们用细针还是有区别的，粗针刺激强，细针刺激弱，本身对经络的刺激就不一样；第三，就是手法，这是最关键的，这东西是不传的，很少说的，在具体病的时候到底该怎么刺就没有了，不提了，所以针刺不传之秘就是手法。我们现在讨论很多针刺手法，就是解开针灸的最后秘密。

如今可以算是针灸学发展的第四次飞跃，针灸学吸收了大量的现代医学内容，如解剖学、生物力学、运动学、肌筋膜学说、激痛点理论等，比如西医所从事的干针就是中医针灸学的一种。可以看出，中西医逐步走向融合，这也是针灸学走向主流医学的一个良好时机。

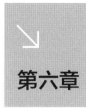

第六章

箕裘相继　后出转精
——关于逆向刺激疗法和针灸理疗学的对话

　　冷三华医生先后获得中医学士、中医硕士和物理治疗博士学位,现为美国纽约州执照物理治疗师、针灸师、穆里根手法治疗师,大纽约中医药针灸协会理事。正是这种中西兼备的严格训练为冷三华博士打下了发展针灸理论和临床技术的良好基础。2009—2012年,冷三华医生再次返回校园,在多米尼肯学院攻读理疗博士,毕业后成为认证穆里根手法治疗师。2017年在人民卫生出版社出版《痛症经络逆向刺激疗法》。

逆向刺激疗法

　　巩昌镇: 感谢冷博士从繁忙的日程中抽出身来为我们美国中医学院的博士班讲课。您建立了针灸医学的逆向刺激疗法,我想首先从名字上来理清一下,为什么称为"逆向"? "逆向"是一个常用词,一提"逆向",大家意识里都立刻有一个反馈,难道还会有"顺向"刺激疗法吗?

　　冷三华: 首先感谢巩校长的邀请。取名"逆向",不是为了与"顺向"对比。针灸通过中枢神经系统产生治疗效应,这已经有生物化学和功能磁共振成像学两方面大量坚实的证据。针灸刺激周围组织,产生的信号传入脑功能中枢,后者分析、整合信号后做出保护机体的决定,传出治疗性信号。这两个信号方向相反,所以称"逆向"。"逆向"概括了针灸治病机制的基本过程。

　　巩昌镇: 那么是什么样的信号从周围组织传递到脑功能中枢,又是什么信号从脑功能中枢再传递出来,传递的具体路径是什么呢? 这些路径是直线传递还是九曲弯回？如果有弯回,那么在这些拐点有什么过程发生吗？这些路径与经络有关系吗？

冷三华:从周围组织传递到脑功能区的信号多种多样,按来源可以分为体内和体外信号。体外信号很多,比如一年四季乃至一天昼夜的温度、湿度变化,花粉、草、灰尘等理化因子的变化,都可以通过皮肤、黏膜不同亚类的传入 C 神经感受器感受到。体内信号也很多,比如 O_2、CO_2、葡萄糖、缺血、pH、过氧化物、ATP、呼吸、心跳、血压、体温、损伤等,可以通过体内不同亚类的传入 C 神经感受器感受到。按照理化性质可分为机械性、温度性、化学性信号。这些刺激信号都会转化成电信号,传到不同的脑功能区。从脑功能区传出的信号也是电信号,比如传出交感、副交感神经的信号,沿着传出神经到达周围组织,调整机体的功能,起到治疗作用。传递的路径分为周围、中枢两部分。周围部分为周围神经,外连接皮、脉、筋、肉、骨五体,五脏六腑,五官九窍,等等;中枢部分为上行或下行性神经束。这些路径不是直的,有上下折返。比如传入 C 神经在脊髓后脚附近上或下折返 2~3 个脊髓节段。折返过程中不同脊髓节段的 C 神经相互交织,可能因为位置排列在一起而产生连接联系,使它们连接的远端组织器官之间发生功能联系。这种功能联系与经络的远端功能联系有关。

C 神经

巩昌镇:什么是 C 神经？ C 神经网络系统在传统的神经系统中处于什么位置？ C 神经和经络是什么关系？逆向针刺和 C 神经是什么关系？

冷三华:C 神经就是没有髓鞘的神经。C 神经通路外连各脏腑组织器官,内通各脑功能中枢,在进化上非常古老。在有疾病、损伤的情况下阈值下降,从而能将体内外刺激信息传导到脑功能中枢,促进机体修复,恢复功能平衡。C 神经通路是经络信号传递的解剖基础。逆向刺激疗法是利用 C 神经网络系统(即经络)生理、病理机制治疗疾病的方法,是 C 神经知识的运用。

巩昌镇:C 神经网络模型是您的针灸理论的基础。C 神经网络模型突破了传统的环状模型和树状模型,建立在现代解剖学的基础上。请冷博士详细介绍一下 C 神经网络模型。

冷三华:树状和环状经络模型都是功能模型,虽然两者的理论模型相互矛盾,但其核心都是远端器官组织之间具有功能联系,并以此指导针灸实践。我的理论用 C 神经及其联络的脑中枢、脏腑、五体(皮、脉、筋、肉、骨)、官窍整合这两个模型的事实部分,从功能和解剖相互印证的方式构建出 C 神经网络模型。这个模型可以解释针灸实践的各种事实和现象。

1. 根据电生理测定的速度数据,神经系统中 C 神经传导速度最慢,且在病理条件下其传导速度更慢。其速度与循经感传速度一致。神经经络学说中神经与循经感传速度不一致的难题迎刃而解。

2. C 神经广泛分布于全身器官组织,因此没有假针刺的合适针刺部位。采用假针刺的循证医学研究数据为此提供了证据。皮肤分布有机械性 C 神经感受器,进皮浅刺的假针灸设计中,机械性传入 C 神经会被激活,其信号传入脑功能中枢,脑功能中枢分析、整合信号后,传出治疗性信号,起到治疗作用。所以进皮假针刺设计不只是安慰作用,而是实实在在的针刺治疗。皮肤还分布有轻触觉 C 神经感受器,不进皮肤的假针刺可以激活它,通过脑中枢产生治疗效应。这可以解释为什么有些不进皮肤的针刺的治疗结果与真针刺的治疗结果没有显著差异。

3. 机械性 C 神经传导慢痛,即酸、麻、胀、痛等感觉,称为得气。刺激机械性 C 神经可以激活脑中枢,从而产生治疗效应。这可以解释"气至而有效"。

4. C 神经通路通往脑多个功能区,激活分布在针灸经穴、奇穴、阿是穴的 C 神经感受器可以激活脑中枢,从而通过脑中枢产生功能调节效应。这可以解释为什么所有的经穴、奇穴、阿是穴都有局部治疗作用。

5. 在机体有损伤时发生 C 神经敏化是动物进化过程中形成并保留下来的普遍机制。疾病的情况下会产生损伤,C 神经通路敏化。针刺 C 神经敏化的部位更容易激活脑功能区,从而产生更好的功能效应。这可以解释为什么针灸可以治疗几百种病症。

6. C 神经有不同的亚型:机械性 C 神经敏化,则它分布组织的痛阈降低,表现为疼痛、压痛;温度性 C 神经敏化,则对冷或热刺激阈值降低,表现为畏寒喜暖或畏热喜凉;化学性 C 神经敏化,则对相应的化学物质过敏,表现为痒、皮疹、喷嚏、哮喘等;轻触觉 C 神经敏化,则对轻触觉阈值降低,表现为疼痛喜按。C 神经敏化与疾病造成的损伤有因果关系,因此,腧穴可以用于疾病的诊断和治疗。

7. C 神经轴突因为没有髓鞘而绝缘性差,因此,并行排列的 C 神经轴突(雷马克束)之间可以导电,称为跨轴突传导。针刺能够激活机械性 C 神经,当它的电冲动通过跨轴突传导到温度性 C 神经轴突,后者到达脑中枢后,就产生温度刺激的感觉和效应,即烧山火、透天凉针法。

8. 全身除头面以外的 C 神经都从脊髓后脚进入侧脊髓丘脑束,它们的 C 神经通路可能在周围神经、脊髓后脚或侧脊髓丘脑束中因为位置相邻排列而产生跨轴突传导,从而不同部位能够治疗彼此的病症,即使它们相隔很远。头面部的三叉神经、面神经的 C 神经纤维进入脑桥后,下行到达颈髓,可能因为位置与来自全身的 C 神经纤维邻接而产生跨轴突传导,这可以解释为什么头面部与全身器官组织之间能够治疗彼此的病症。这样,C 神经网络可以解释全身腧穴的远端治疗效应。

9. C 神经通路在脊髓内大部分交叉到对侧,小部分在同侧,沿着侧脊髓丘脑束上行至丘脑。这个交叉解剖结构,使得分布在身体左右两侧的 C 神经通路可以在脊髓丘脑束内因为位置的邻近而产生跨轴突传导,从而针刺一侧腧穴可以激活对侧 C 神经通路到达的脑功能区,达到调节对侧器官组织功能的效果。这可以解释缪刺针法。

10. C 神经分布于皮、脉、筋、肉、骨等五体组织,针刺五体后可以激活脑功能区,从而产生治疗效应。这可以解释《黄帝内经》的五体刺法。

11. 机械性 C 神经敏化会出现疼痛、压痛,针刺后可以激活脑功能中枢,从而产生治疗效应。这可以解释《灵枢·经筋》为什么反复强调“以痛为输”。孙思邈提出的阿是穴是同一机制。

12. 针刺部位的体位不同,局部组织的张力不同。因为 A-β 神经感受器感受张力变化,所以体位会影响 A-β 神经的激活状态。后者通过疼痛的阀门机制影响 C 神经通路的开闭。所以,体位可以影响针刺的疗效。这可以解释为什么《黄帝内经》合穴针刺有体位要求。

13. 拔罐、拉伸通过提供张力,激活 A-β 神经,后者阻断 A-δ 和 C 神经信号的传入,从而取到止痛效果。

总之,C 神经网络模型是针灸理论中针至病所、树状模型、环状模型经历数千年发展后的新的进步,它整合了《黄帝内经》和神经科学知识,首次从功能和解剖统一的角度认识针灸,以简单的物理导电现象解释纷繁复杂的针灸理论与实践,为中西医架起沟通的桥梁。即使没有学过中医的西医人员,也能够理解 C 神经网络模型,并且在临床上运用。

巩昌镇：您是如何把 C 神经的这些作用串通起来的？ 在讲课过程中,您反复提到 Beth Brianna Murinson 和 John Wesley Griffin 的 "C-Fiber Structure Varies with Location in Peripheral Nerve" 一文,这篇论文在您的针灸理论体系中起了什么作用？

冷三华：我认为中医经络体系就是一个阐述相隔较远的器官组织之间功能联系的体系;而经络的解剖结构从来没有被证实过,这是很多学者孜孜以求的。当我看到 C 神经呈雷马克束排列时,就知道 C 神经之间能够相互导电;而从周围神经到脊髓后脚雷马克束内 C 神经纤维数量大大增加,就知道肢体远端与近端的组织的 C 神经可以进入同一个大的雷马克束,这样,肢体远端与近端的器官组织功能联系就建立起来了。这种功能联系是经络理论核心。这样,就把 C 神经与经络联系起来了。C 神经与经络联系起来,就可以做到功能与解剖的统一。这篇文章点燃了我的灵感,一下子看到纷繁复杂的经络问题其实非常简单,就是中学生都能够理解的生物电现象。

巩昌镇：在我们的神经系统中,按位置功能分中枢神经和周围神经,按照分布对象还可分为躯体神经和内脏神经,两种神经都含有感觉(传入)神经和运动(传出)神经,内脏运动神经又根据其功能分为交感神经和副交感神经。当然,每种神经又有它的特殊结构。那么在这样一个大框架内,C 神经究竟处在什么样的位置上？ C 神经有什么样的分布规律？

冷三华：无论是在周围,还是中枢神经系统,都分布有 C 神经。周围躯体和内脏神经的 C 神经以雷马克束的形式排列,与其他有髓鞘的神经一起进入传入神经。传入雷马克束在向脊髓走行过程中,逐渐从小的雷马克束融合成大的雷马克束,使远端与近端的肢体组织构成功能联系。内脏与肢体的雷马克束融合,使肢体与内脏发生功能联系。传入 C 神经进入脊髓后,上行或下行 1~3 个脊髓节段,与相邻脊髓节段的传入 C 神经交织在一起,增加了不同脊髓节段的传入 C 神经分布的组织之间的功能联系。换二级 C 神经元,传入 C 神经大部分交叉到对侧,小部分在同侧的侧脊髓丘脑束上行。C 神经集中到侧脊髓丘脑束上行,其轴突会因为位置邻近而产生跨轴突传导,从而使机体不同器官组织之间发生功能联系。这样,上肢与下肢,四肢与躯干、内脏产生更多的功能联系。三叉神经传入 C 神经纤维进入脑桥后,下行到延髓、颈髓,与来自头面以外的侧脊髓丘脑束 C 神经因为位置邻近产生跨轴突传导,使头面与全身其他器官组织发生功能联系。这样,全身各个部位器官组织可以发生功能联系,构成了经络远端关联律的解剖基础。在《痛症经络逆向刺激疗法》中,十二正经就通过 C 神经与周围、内脏的联络重构出来。二级 C 神经元有很多分支分布到脑干很多功能区。在脑干的分支使 C 神经可以将信号传输到脑功能区,从而调节机体的基本生命功能,比如心跳、呼吸、血压、体温、葡萄糖、O_2、CO_2 等等。在丘脑换成三级 C 神经元,继续上行,有很多分支分布到边缘系统。边缘系统有调节精神、情志的功能。这样,C 神经通过边缘系统的功能区调节精神、神志活动。这与针灸治神的功能有关。最后,C 神经到达体感中枢、脑岛皮层等。

内脏运动神经元从脑功能区通向内脏,分为交感和副交感神经,具有强大的调控功能。该功能由脑功能区主管,后者接受传入 C 神经的信号。因此,交感和副交感神经的功能,间接受传入 C 神经的调控。从背外侧前额叶皮层、前扣带皮层和运动皮层发源的下行疼痛抑制通路,从导水管周围灰质、中缝大核发源的下行疼痛抑制通路,都是传出性神经通路,间接受传入 C 神经通路调控。因此,通过刺激周围传入 C 神经可以起到止痛作用。

巩昌镇: 我还是对 Beth Brianna Murinson 和 John Wesley Griffin 发表的对您建立 C 神经为基础的针灸理论的文章特别感兴趣。您说这篇文章点燃了您的灵感,在讲课中您也提到这篇文章为您在临床中观察到的现象起了桥梁式的作用,这让我想起了韩济生院士研究团队的一幕。在 20 世纪 70 年代初,韩济生院士的研究团队就认为针灸肯定是激发了身体内的某些神经元素,这些元素的产生使得疼痛得到控制。在他们的实验中,从一只被针刺的大兔中抽出的神经体液被注射到另一只大兔中,在两只大兔身上都会发生镇痛作用。乙酰胆碱、五羟色胺、去甲肾上腺素、多巴胺这些经典神经递质在针刺过程中发生不同的调节作用,但是不能完全解释,表明还有其他神经物质在发生作用。后来脑啡肽、内啡肽、强啡肽陆续被发现,三者都是神经系统内的内源性物质,被称为神经肽,他们构成了阿片肽的三大家族,能调节疼痛。针灸治痛的假说和实验研究似乎就像等待在那里,等候着神经肽物质的发现。神经肽的引入一下子把针灸的机制解释带进了一个全新的世界。Beth Brianna Murinson 和 John Wesley Griffin 的论文对您来讲起了类似的作用吗?

冷三华：的确如此。实际上经络系统就是阐述机体远端组织的功能联系，这点古人都已经清楚了，并试图用解剖进行解释。解释之一是经脉，并引申出络脉、孙络、浮络、经别等概念，并用经脉分支分布到皮肤，构成十二皮部，分布到肌肉，构成溪谷，等等。由于血液循环是环状的，由此构建出环状经络模型。其二是经筋，《灵枢·经筋》描述了经筋的解剖、生理、病理、诊断、治疗。因为经筋不像血液循环是循环无端的，所以经筋是从四肢末端到头面、躯干的方向，属于树状经络模型。关于骨，在现存《黄帝内经》中并没有形成完整的经络理论（不知道是不是《黄帝内经》在流传过程中遗失了），只是在《素问·骨空论》《灵枢·官针》涉及。骨的远端功能联系在《痛症经络逆向刺激疗法》中有所阐述。我在临床上，刺激五体产生远端功能效应是立竿见影的。因此，就像针灸治痛的假说和实验研究等待着神经肽物质的发现一样，经络理论等待着经络的解剖研究，只是时间太久了（两千多年了）。Beth Brianna Murinson 和 John Wesley Griffin 的论文发表 12 年之后，才被我发现并用于经络理论，真是相见恨晚啊。

五 体 触 诊

巩昌镇：我们已经谈到了五体的概念，皮、脉、筋、肉、骨。经典中医与经典针灸把五脏与五体建立了完整的对应关系。在您的逆向刺激疗法中，这种对应关系以什么样的形式存在呢？五体成了诊断和治疗的工具，五体触诊是一个重要部分，可以具体介绍一下五体触诊吗？

冷三华：经典中医与经典针灸把五脏与五体建立了完整的对应关系，这种对应关系是有道理的。不同的五体组织解剖不同，分布的 C 神经通往的脑功能区有差异。不同的脑功能区主管的功能不同，因而刺激五体组织的适应证、刺激手法和效应也不同。刺激五体组织产生功能的差异，在五行学说的指导下，就会归于五脏系统。这样，用 C 神经及其联络的脑功能区可以解释五脏与五体的对应关系。

因为 C 神经敏化的原因是脑中枢对损伤产生保护性反应，所以找出敏化的 C 神经所分布的五体组织，具有诊断和治疗价值。五体触诊的依据是机械性 C 神经敏化，其痛阈降低，因此在按压时会产生压痛，而正常组织则不会。这样，可以把敏化 C 神经分布的五体组织鉴别开来。这样，五体触诊可以使诊断和治疗按照五体层次而更加精确。

皮肤可分为表皮、真皮和皮下组织。皮下组织也称浅筋膜。浅筋膜随着皮肤移动，可以通过提捏和提捏滚动的方法找到压痛点。因为位置表浅，所以皮肤与浅筋膜的触诊容易而精确。深筋膜随着肌肉移动，肌肉病变在收缩时会疼痛，深筋膜不会收缩，但肌肉收缩时，深筋膜会随着张力改变产生变化，所以在深筋膜有病变的情况下，肌肉收缩也会引起深筋膜疼痛。在等长对抗收缩时，深筋膜张力不会发生改变，所以即使深筋膜有病变也不会引起疼痛。这样就可以把肌肉和深筋膜的病变鉴别开了。深筋膜与骨膜相比，深筋膜可以移动，而骨膜不能。所以在倾斜方向的力作用于深筋膜时，深筋膜产生张力变化，其疼痛与力量大小相同但方向垂直的力产生的疼痛类似，而倾斜方向的力比垂直方向的力作用于骨膜时产生的疼痛要小。根据这一点，可以将骨膜与深筋膜的病变鉴别开来。

巩昌镇：《素问·刺齐论》讨论了皮、肉、筋、脉、骨不同病位的针刺方法，并根据各种不同的病位，施以不同的针刺深浅程度："刺骨者无伤筋，刺筋者无伤肉，刺肉者无伤脉，刺脉者无伤皮，刺皮者无伤肉，刺肉者无伤筋，刺筋者无伤骨。"在逆向刺激疗法中，五体如何用在针灸治疗上呢？

冷三华：《素问·刺齐论》的论述非常精辟，在针刺之前应该知道针刺靶组织的五体层次，针刺达到目标靶组织，是取得良好疗效的关键。这一原则贯彻于逆向刺激疗法。只是《素问·刺齐论》没有阐述确定针刺靶组织诊断的程序，这使得上述原则在实际运用中受到限制。针刺提供的是机械性刺激，它可以被机械性 C 神经感受器感受到。针刺敏化的机械性 C 神经所在的五体层次，可以取得更好的效果。所以，将敏化的机械性 C 神经分布的五体作为针刺的靶组织，然后根据五体触诊确定敏化 C 神经所在的五体，并根据该五体组织的解剖特点，确定针刺体位和针刺手法，具有诊断明确、思路清晰、治疗精确的特点。

逆向刺激疗法运用五体触诊，结合标本配伍，在针刺之前就可以看到治疗效应，进一步提高了针刺的可预测性、可重复性，较《素问·刺齐论》有明显的进步。

新的腧穴理论

巩昌镇：逆向刺激疗法对穴位理论有所发展，有所创新。穴位是 C 神经敏化的结果,穴位是动态的,腧穴有生理性穴位和病理性穴位之分。请冷医生阐述一下您的腧穴理论,还有这些概念和理论的发展过程。

冷三华:早期针灸实践没有腧穴,相当长的历史时期用针至病所的理论。扁鹊学派采用砭石、青铜针,主要是刺脉放血,尚没有腧穴概念。九针出现后,针刺的靶组织扩展到五体,出现了"以痛为输"。"以痛为输"没有固定的部位、固定的功能,腧穴因病情而异,主要依赖触诊,是动态腧穴。在动态腧穴的实践中,发现四肢末端及肘膝关节附近,敏化程度和频率都比其他部位高,于是有了五输穴的概念。五输穴有相对固定的部位,但是较大的立体区域,不是"点"的概念。背俞穴、四海之腧与本腧有类似的特点。这些腧穴记载在《黄帝内经》中。自《黄帝明堂经》以后约两千年的历代医学著作,基本上将腧穴的定位越来越精确化,定位越来越局限,直至变成一个"点"的概念。1990年版国家标准《经穴部位》中,很多腧穴定位非常局限,甚至描述为"距指甲角0.1寸"。这样,腧穴的定位固定,功能也固定,不用触诊也能精确定位腧穴,就形成了静态腧穴。

目前针灸循证医学大部分采用静态腧穴的标准定位,但这些标准定位的腧穴与非腧穴针刺疗效没有统计学差异,因此被戴上"超级安慰剂"的帽子。这实际是对静态腧穴的否定。我反复研究《黄帝内经》的腧穴。本腧、背俞、四海之腧都不是"点",而是一片立体区域。如果按照《内经》的定位方法,循证医学中的假针灸组与真针灸组实际上可能是针刺同一个腧穴,最终疗效没有差异是理所当然的,"超级安慰剂"是无稽之谈。

总结《黄帝内经》的腧穴,有以下特点:腧穴是躯体的一片立体区域;精确定位要求触诊;合穴定位需要特定体位;根据身体反应确定远端取穴;配合动作取穴。《黄帝内经》对腧穴的定义有二:①《灵枢·九针十二原》:"所言节者,神气之所游行出入也。"这是《内经》生理性腧穴的定义。生理性腧穴是正常的组织,没有疼痛、压痛,脉搏正常,组织质地正常。②《灵枢·小针解》:"神客者,正邪共会也。"这是病理性腧穴的定义,包含正气和邪气两个要素。病理性腧穴有疼痛、压痛及脉搏、温度、组织质地等变化。

从 C 神经来理解腧穴,生理性腧穴是指没有损伤的情况下,C 神经没有敏化,监测机体内外环境的各种变化,维护机体的平衡。其中,机械性 C 神经监测各种可能具有损伤的机械性刺激,温度性 C 神经监测机体内外环境温度的变化,化学性 C 神经监测各种化学物质的浓度,比如 O_2、CO_2、葡萄糖、pH、组胺等等。病理性腧穴是指机体有损伤的情况下,C 神经敏化,从而保护机体免受进一步损伤,或促进机体恢复平衡。机械性 C 神经敏化则出现疼痛、压痛,温度性 C 神经敏化,则出现喜暖怕寒或喜凉怕热,化学性 C 神经敏化,则出现过敏反应等。病理性腧穴与生理性腧穴不同,有异常的症状、体征,从而可以通过四诊精确诊断,为精确治疗提供依据。

病理性腧穴的 C 神经敏化,刺激后会有更多的信号传到脑功能区,因而可以起到更好的治疗作用。生理性腧穴和病理性腧穴概念的提出,为动态腧穴、精确针刺提供了依据。

逆向刺激疗法采用以 C 神经网络为基础的动态腧穴理论,是针灸历史中无腧穴、以痛为输、本腧、背俞、四海之腧、静态腧穴的新发展,体现了腧穴自我否定的螺旋形上升规律。

巩昌镇: 在确定敏化点方面,我的观察好像是局部敏化点就是现代版的阿是穴、激痛点,远端敏化点是通过经络作为指导来寻找的。在这里您结合了经典针灸和理疗师激痛点针灸成为了逆向刺激疗法的重要穴位配伍方法。可以这样来理解吗? 还有其他配伍原则吗? 远端穴位是如何敏化的?

冷三华: 无论局部敏化点还是远端敏化点,都是 C 神经敏化的五体组织。这里有几个概念要分清楚。阿是穴在分类中是在经穴之外的,激痛点是肌筋膜上的痛性结节,它们都是机械性 C 神经敏化的部位。敏化点除了有机械性 C 神经敏化外,也可能有温度性、化学性、轻触觉 C 神经敏化。比如在用艾灸的情况下,就不是找阿是穴或者激痛点,而是找在艾灸时很舒适的部位。这也是逆向刺激疗法。在手法或者针刺时,因为治疗针对的是敏化机械性 C 神经,所以局部敏化点与阿是穴、激痛点类似。经穴是不能算作阿是穴的,但经穴也可以是敏化点。总之,敏化点是根据 C 神经的阈值定义的。远端敏化点的寻找遵循能够立即减轻局部敏化点压痛或者改善其他临床表现的原则,经络理论为寻找敏化点提供了线索。大多数远端敏化点在同经或者同名经上可以找到,少数找不到,不能局限于已知的经络系统。比如利用横向经络系统寻找远端敏化点也很重要。远端敏化点与局部敏化点的敏化机制一样。局部敏化点因为局部有损伤,损伤信号通过传入 C 神经传到脑功能区。后者根据该信息,使损伤部位区域的 C 神经敏化,达到保护机体、促进恢复平衡的目的。远端敏化点组织的 C 神经因为

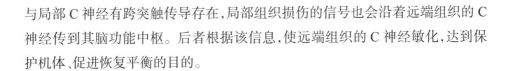

与局部 C 神经有跨突触传导存在,局部组织损伤的信号也会沿着远端组织的 C 神经传到其脑功能中枢。后者根据该信息,使远端组织的 C 神经敏化,达到保护机体、促进恢复平衡的目的。

体位帮助寻找敏化点

巩昌镇:在课堂上学生们最为惊奇的是通过调整体位来寻找敏化点。这种方法不仅适用于合穴,而且那么多穴位、那么多肌肉都适用。在这里您可以举几个例子来说明吗? 这种方法您对所有的穴位和肌肉都试验过吗? 有例外吗?

冷三华:体位对敏化点影响的大小与局部体位变化的幅度大小有关。典型的例子是合穴,因为肘膝关节体位变化的幅度很大,所以体位的变化对敏化点触诊和治疗的疗效影响大,所以它被古人观察到。其他体位对疗效影响大的敏化点很多,比如肩胛提肌、上斜方肌、胸锁乳突肌、肩袖肌等等。我用这种方法对全身可触诊的肌肉都试验过,头面部的肌肉不方便用手改变体位,所以不适用;没法触诊的肌肉不适用;骨膜的敏化点不适用,因为骨膜紧贴着骨质,延展性很差,张力变化小。

巩昌镇:调整体位影响到疼痛的阀门。您用 Ronald Melzack 和 Patrick Wall 的那篇发表在《科学》杂志上的最为广泛引用的论文来阐述体位变化对疼痛阀门的影响。这是一个新的发展,您可以展开讲一下吗? 这篇著名论文如何充实和发展了您的针灸理论?

冷三华: Ronald Melzack 和 Patrick Wall 那篇发表在《科学》杂志上的文章已经过去半个世纪了,关于体位影响疗效,中医认识到已经两千多年,西医认识到已经三四十年。将这些知识整合起来,需要临床、科研的知识背景;将它与针灸整合起来,还需要中医的背景。刚好我有这三个方面的背景,并且还有必要的幸运。我运用体位做理疗手法治疗疼痛约四年,在灵感的驱动下将它与经络结合起来,产生了逆向刺激疗法。回头阅读《黄帝内经》时,我惊奇地发现两千年前古人已经运用了体位增加针刺疗效。在找到 C 神经后,结合疼痛的阀门机制,就自然而然地能够解释合穴的体位要求了。阀门机制具有普遍适用性,自然而然地将体位运用于全身了。这样,体位作为 C 神经网络调控的一部分,成为逆向刺激疗法的重要原则。

经脉的不同模型

巩昌镇：在您看来，针灸穴位从"以痛为输"过渡到树状模型，又过渡到环形模型，现在上升到 C 神经模型。《黄帝内经》建立的环形模型和之前的树状模型使用的完全是经典中医语言，C 神经模型则是在神经解剖基础上建立的。他们之间能交流吗？

冷三华：现代针灸研究与针灸临床之间存在很大的距离，这是针灸的现状。出现这种情况的原因是临床针灸师用传统的针灸理论指导临床。它在几千年的历史积累中已经发展成参天大树，并且能够解决很多问题。现代针灸研究与传统针灸相比，还只是一棵幼苗，发展过程也是曲折的，走了不少弯路。但是，现代针灸毕竟是在证据和逻辑基础上构建严密的科学体系。当它成长、壮大到一定程度的时候，必然会产生巨大的力量，推动针灸成为现代科学意义上的学科。树状模型、环状模型都使用经典中医语言，都是建立在针灸治病经验事实的基础之上，C 神经模型也是建立在针灸治病的经验事实基础之上。这是两者的共性。树状模型、环状模型采用哲学思维方法述理，而环状模型在构建过程中出现了不少失误，使得针灸理论自相矛盾，降低了理论自洽性。当失误发生后，两千年的历史长河中都没有完成自我修正。环状模型的封闭性限制了针灸理论的突破。其深层的原因是哲学思维可以阐释道理，却拒绝用事实和逻辑检验。C 神经模型用 C 神经网络的解剖和功能阐释针灸的道理，主动追寻证据，主动接受所有的针灸经验事实，主动接受事实与逻辑的检验，并以它为基础构建针灸科学体系，随着科学的发展而进步。这几个模型的交流，主要是它们在经验事实这个共性上的交流。C 神经模型建立后，需要不断发展壮大，需要积累更多的科学证据，才能获得广泛共识。可以预见，这需要相当长的时间。在这之前，树状、环状模型仍然占主导作用。因此，针灸理论的二元模式会持续一段历史。当 C 神经模型占主导地位的时候，科学研究与临床就是同一页面的对话，它们之间的距离会大大缩小，就像西医的科研与临床之间的距离一样。

C 神经模型与得气问题

巩昌镇：现在我们开始用 C 神经模型检验经典针灸理论和临床中的一些现象和命题。首先是关于针刺与气的问题。自《黄帝内经》以降，针灸讲究"得气""气至病所""刺之而气不至，无问其数；刺之而气至，乃去之，勿复针……刺之要，气至而有效，效之信，若风之吹云，明乎若见苍天"。在以 C 神经模型为基础的逆向刺激疗法中，这些经典原理和基本原则还存在吗？是以什么形式存在？

冷三华：关于上述的气，就是针灸实践中出现的酸、麻、重、胀、痛、冷、热等感觉，都是临床客观存在的事实和现象，在逆向刺激疗法中都继承下来，并赋予神经科学的阐释。气，就是 C 神经被激活，其信号被传入体感皮层产生的感觉。体感皮层在 C 神经信号通路的终点。信号到达体感皮层，必然会到达体感皮层以下的脑功能区，比如脑岛皮层、边缘系统、丘脑、间脑、中脑、脑桥、延髓等功能区，所以必然会产生功能调整，即治疗效果。这就是为什么得气、气至在针灸实践中非常重要的原因。

巩昌镇：还有更多理论与原则，我再列举几条。《灵枢·刺节真邪论》："用针者，必先察其经络之实虚，切而循之，按而弹之，视其应动者，乃后取而下之。"《灵枢·终始》："三刺则谷气至，谷气至而止。"《难经·七十八难》："知为针者，信其左；不知为针者，信其右。当刺之时，先以左手厌按所针荥俞之处，弹而努之，爪而下之，其气之来，如动脉之状。"《灵枢·小针解》："粗守关者，守四肢而不知血气正邪之往来也。上守机者，知守气也。机之动不离其空中者，知气之虚实，用针之徐疾也。"《灵枢·终始》："邪气来也紧而疾，谷气来也徐而和。"《灵枢·终始》："坚拒勿出，谨守勿内，是谓得气。"《标幽赋》："气速至而速效，气迟至而不治。"这些理论和原则在以 C 神经模型为基础的逆向刺激疗法中也能得到解释吗？

冷三华：《灵枢·小针解》："粗守关者，守四肢而不知血气正邪之往来也。上守机者，知守气也。机之动不离其空中者，知气之虚实，用针之徐疾也。"

《小针解》中指出"粗守关"和"粗守形"，就是拘泥于四肢关节部位的腧穴，拘泥于某些特定的刺法进行针刺。比如说，胃的病症都扎足三里，腰痛都扎委中,牙痛都扎合谷,等等,而不去检查这些腧穴的动态变化,就是"粗守关";所有的病人针刺都留针,所有的病人都用浮针,所有的病人都用激痛点针法,所有的病人都扎跳,所有的病人都扎耳针,所有的病人都扎脐针,等等,这就叫"粗守形"。无论"粗守关"或是"粗守形",都不根据病人具体病情的变化确定腧穴,只能是粗工。《小针解》中指出"上守机"和"上守神",是指要根据正气的盛衰、正邪相对关系判断病情的虚实,根据虚实来决定针刺。"机之动不离其空中者",指正气的盛衰、正邪相对关系判断不会脱离腧穴。"空"与"骨空"的"空"同义,指腧穴。通过对腧穴的检查,可以判断虚实情况,从而决定用补法还是泻法。补法要慢进留针慢出,泻法要快进快出。在 C 神经网络模型中,腧穴的触诊可以判断病情的虚实。比如,疼痛拒按,机械性 C 神经高度敏化,它通往的脑功能中枢(杏仁核、前扣带皮层、脑干等)的功能状态比较好,快进快出短暂的刺激足以激活脑功能中枢发出调节性指令,起到治疗效果。这种刺法疼痛剧烈,留针病人受不了,容易引起针刺后疼痛加重。疼痛喜按或按压时疼痛不剧烈,机械性 C 神经敏化程度不高,其相应的脑功能区(杏仁核、前扣带皮层、脑干等)功能状态较低(久病时脑功能区功能衰退),这种情况快进快出的短暂刺激不足以激活脑功能区产生足够的治疗效应,需要留针增加累积刺激量,才能使中枢产生足够的治疗信号。疼痛喜按,轻触觉 C 神经敏化(它的脑中枢功能区在脑岛、前额叶底部、脑干等),对轻触觉刺激敏感,剧烈刺激反而不能激活它,所以慢进留针慢出,能更好地激活轻触觉 C 神经脑中枢而起到治疗作用。C 神经的敏化是机体对具体的损伤引起的反应,所以随着病情的变化而变化。即使针刺同一穴位,针刺的部位和层次也会因人而异。所以,逆向刺激疗法采用动态腧穴,注重触诊,根据 C 神经敏化的五体层次、部位进行针刺,就是遵循"上守神""上守机"的原则。

《灵枢·刺节真邪论》:"用针者,必先察其经络之实虚,切而循之,按而弹之,视其应动者,乃后取而下之。"这段经文描述了如何根据腧穴的触诊判断经脉虚实。"切而循之,按而弹之"是检查的操作动作,"视其应动者"是观察到的腧穴的异常。"动"就是变化,与正常情况不同就是"动",这就需要与正常情况相比,病人的病侧与健侧相比就是一种判断"动"的方法。"应"就是机体的反应。就是说要检查腧穴,找出异常的变化,并根据触诊的反应确定腧穴的定位,然后进行针刺。比如,《灵枢·背腧》"则欲得而验之,按其处,应在中而痛解,乃其腧也",就是根据按压时机体的反应来精确定位腧穴。逆向刺激疗法将触诊确定为一条原则,就是因为触诊的重要性。通过触诊,可以判断生理性和病理性的腧穴,生理性腧穴是正常的,病理性腧穴才有异常变化,是为"动";通过触诊,可以判断机体的反应,是为"应"。逆向刺激疗法通过同时按压局部和远端敏化点,观察局部敏化点压痛的变化,或病人主诉症状的变化,来判断局部和远端腧穴,就是通过触诊观察病人的"应"。由此可见,逆向刺激疗法与经文描述的原则是相通的,而且将五体触诊系统化,更加全面,并且更加容易理解。

《难经·七十八难》:"知为针者,信其左;不知为针者,信其右。当刺之时,先以左手厌按所针荣俞之处,弹而努之,爪而下之,其气之来,如动脉之状。"这条经文描述通过触诊判断得气。"知为针者,信其左;不知为针者,信其右"。一般人左手触诊,右手持针。善于针刺的人更相信左手触诊的得气,不善于针刺的人更相信右手针刺的得气。"先以左手厌按所针荣俞之处,弹而努之,爪而下之",是描述触诊的操作手法。"其气之来,如动脉之状",是描述得气的感觉。"动脉之状"可能是条形的激痛点或结节,刺激激痛点时常可以出现抽动,像动脉的搏动一样。这条经文强调触诊的得气比针刺的得气更加可靠。因为触诊提供的是机械性压力,并没有组织损伤,这时的得气显然是因为疾病所致的机械性 C 神经敏化。针刺的得气有组织损伤,组织损伤本身可以造成 C 神经敏化,它可能不代表疾病本身的 C 神经敏化。逆向刺激疗法在针刺前有诊断程序,就是判断疾病所致敏化的 C 神经所在的部位,再进行针刺。可见,逆向刺激疗法与经文的要旨非常吻合。

《灵枢·终始》:"三刺则谷气至,谷气至而止。""谷"不是水谷的意思。《素问·气穴论》:"肉之大会为谷,肉之小会为溪,肉分之间,溪谷之会,以行荣卫,以会大气。""谷气至",即正气至,得气的意思。针刺得气,病痛停止。得气就是酸、麻、胀、重、痛、冷、热等感觉。在 C 神经网络模型中,就是激活了敏化的 C 神经,进而激活了相应的中枢功能区,通过功能区的调整产生治疗作用,病痛停止。

《灵枢·终始》:"坚拒勿出,谨守勿内,是谓得气。"这段经文阐述针刺气至之后,要禁忌房事,保养正气。虽然用"得气"二字,但与当今语言中针刺酸、麻、胀、痛的"得气"是不同的含义。该篇后文有"是谓失气也",与得气相反,可作为验证。

《标幽赋》"气速至而速效,气迟至而不治",这段文字描述得气的快慢与疗效的关系。针刺时,迅速得气,是因为 C 神经敏化程度高,相应的脑功能区功能好。针刺的信息能够迅速激活脑中枢,脑中枢能够快速发出调节性功能信号,所以能够迅速见效。在采用逆向刺激疗法时,对大多数患者能够10秒之内见效,就是这个道理。但对于有些特殊的病例,病人的脑功能区功能低下,在针刺后需要更长的时间才能得气。因为脑功能区不能发出足够的调节性信号,所以治疗效果差。这样的病人,在做脑功能磁共振的时候,可能发现脑皮质、脑功能区萎缩。在《痛症经络逆向刺激疗法》中讨论了常规逆向刺激疗法治疗后不能立即见效的情况,常常存在膻中穴敏化。经过治疗,膻中穴痛阈升高后,再用常规逆向刺激疗法,仍可见效。

《灵枢·终始》:"邪气来也紧而疾,谷气来也徐而和。"这段经文阐述通过诊脉判断病情。"邪气来也"指邪气侵袭,病程不久,病情属实,这种情况的脉象为"紧而疾",即脉搏快,脉张力高。"谷气来也徐而和",指正气来复,脉象平缓柔和。病邪侵袭,造成机体损伤,信号会通过传入C神经到达脑中枢,后者会分析信息,做出功能调整,调动机体的功能,交感神经兴奋增加。心脏、动脉壁分布有丰富的交感神经。心脏交感神经兴奋增加,心跳加快,所以脉疾,即脉搏速率快;动脉交感神经兴奋增加,动脉壁张力增加,所以脉紧。当正气来复,病邪排除,损伤修复,信号会通过传入C神经到达脑中枢,后者会分析信息,做出功能调整,交感神经兴奋性恢复正常。动脉交感神经兴奋性恢复正常,所以心跳恢复正常,脉搏平缓;动脉壁交感神经恢复正常,所以脉搏柔和。脉诊的原理与C神经及其到达的脑功能中枢有关。

C 神经模型与补泻

巩昌镇:接着是经典针灸的补泻理论和原则。《灵枢·经脉》制定了治疗总则:"盛则泻之,虚则补之,热则疾之,寒则留之,陷下则灸之,不盛不虚,以经取之。"总结出了徐疾补泻、呼吸补泻、开合补泻、提插补泻、迎随补泻、捻转补泻等简单补泻方法。《灵枢·终始》:"泻者迎之,补者随之。"《难经·七十八难》:"得气因推而内之,是谓补;动而伸之,是谓泻。"《难经·七十三难》:"补者不可以为泻,泻者不可以为补。"甚至"补泻不明,扎针不灵"。逆向刺激疗法存在补泻吗?这些原则和方法在以C神经模型为基础的逆向刺激疗法中还能得到解释吗?

冷三华：《灵枢·经脉》"盛则泻之，虚则补之"，《难经·七十三难》"补者不可以为泻，泻者不可以为补"，针灸的补泻理论和原则在历代医籍中是一以贯之的，没有争议，但在具体的补泻技术上有差异。

《灵枢·小针解》："知气之虚实，用针之徐疾也。"徐疾补泻是基本的补泻方法。逆向刺激疗法实证了，C 神经高度敏化，脑功能区处于高功能状态，针刺快进快出，短暂的刺激就可以将大量的刺激信号传到脑功能区，足以产生足够的治疗信息，不必留针。

《灵枢·经脉》"热则疾之，寒则留之"，在操作上仍然遵循徐疾补泻。感受热刺激的 C 神经敏化，则热。这时脑中枢功能区处于亢奋状态，快速针法能够短时间刺激功能区产生足够的治疗信息，所以用快速针法，属于泻法。感受冷刺激的 C 神经敏化，这时脑中枢功能区处于低功能状态，需要留针才能产生足够的治疗信息，故留针，用慢针，属于补法。

将迎随补泻理解为"进针时，针尖随着经脉循行去的方向刺入为补法，针尖迎着经脉循行来的方向刺入为泻法"是对经文的误解。迎随补泻实际上是补泻原则，而不是补泻的具体操作手法。《灵枢·终始》："泻者迎之，补者随之，知迎知随，气可令和。"《灵枢·九针十二原》"补曰随之，随之意若妄之""逆而夺之，恶得无虚，追而济之，恶得无实，迎之随之，以意和之，针道毕矣"。从《内经》原文看，迎、夺，属于泻。追、随、济，属于补。经文没有描述血脉的走行，也没有描述补泻的具体操作。再者，经脉循行去的方向在树状模型和环状模型是矛盾的，根据经脉循行去的方向确定补泻会自相矛盾。在逆向刺激疗法中，要点在于针刺到达敏化 C 神经分布的组织，与针尖、经脉方向没有直接联系。

《素问·刺志论》："入实者，左手开针空也。入虚者，左手闭针空也。"《难经·七十八难》："得气因推而内之，是谓补；动而伸之，是谓泻。""得气推而内之"与"左手闭针空也"都是出针后迅速按压针孔，为补法。"动而伸之"与"左手开针空也"都是出针时摇大针孔，不加按压，为泻法。出针后迅速按压针孔，阻止被刺破的血管出血；出针时摇大针孔，促进刺破的血管出血。出血后，血细胞的成分流到组织间隙，其化学物质可以刺激化学性 C 神经，其信号会被传到脑功能中枢，通过脑功能区产生治疗效应。急性感染性疾病，用放血疗法，就是这种泻法。

《素问·离合真邪》："吸则内针，无令气忤，静以久留，无令邪布，吸则转针，以得气为故，候呼引针，呼尽乃去，大气皆出，故命曰泻。""吸则内针，无令气忤，静以久留，无令邪布"，是在吸气时慢慢进针，并且"静以久留"，是徐疾补泻的补法，只是配合了吸气的动作，是补法的基础上配合动作，与动针针法是相同的原理。"吸则转针，以得气为故"，在吸气的时候转针，而转针属于徐疾补泻的泻法。因此，"候呼引针，呼尽乃去"，实际上是泻法的基础上配合动作，与动针针法是相同的原理。呼吸补泻中产生补泻效应的关键不在呼吸，而在徐疾。《难经·七十八难》："补泻之法，非必呼吸出内针也。"特别对呼吸补泻做出说明。

提插补泻，在经文中并没有提及。后世将《难经·七十八难》"得气因推而内之，是谓补；动而伸之，是谓泻"作为提插补泻的依据，实际上是对经文的误解。这段经文实际上是开合补泻，上面已经说明。如果一定要用提插做补泻，还是要遵循徐疾补泻原则——慢提插则补，疾提插则泻。

捻转补泻，在经文中也没有提及。后世将《素问·离合真邪》"吸则转针"作为捻转补泻的依据，也是对经文的误解。原文"转针"，实际上是泻法，不是"补＋泻"。如果一定要用捻转补泻，还是要遵循徐疾补泻原则——慢捻转则补，疾捻转则泻。

总之，经典的针刺补泻原则，没有任何争议。具体的补泻针刺手法，只有徐疾和开合两种基本方法，其他补泻手法是在这两个基本手法上延伸出来的。关于徐疾和开合补泻，都可以用 C 神经的亚类、C 神经敏化和脑功能区状态进行阐释。慢与快，刺激五体组织产生的组织形态变化不同，激活的 C 神经元亚类及敏化程度不同，分别适用于两种不同的脑功能中枢功能状态。当脑功能区功能处于亢进状态时，C 神经敏化程度高，在体检时表现为阳亢，脉数而紧，声音高亢，呼吸有力，腧穴疼痛拒按。针刺时用快进快出的泻法，因为脑功能区短时间足以产生足够的治疗信号。当脑功能区功能处于低沉状态时，C 神经敏化程度低，在体检时表现为阴寒，脉弱细软，声音低沉，呼吸乏力，腧穴疼痛喜按。针刺时用慢进留针慢出的补法，因为脑功能区短时间不足以产生足够的治疗信号，需要通过延长时间才能产生足够的治疗信号。开合补泻，是根据出针是否按压来分的。按压，则止血，不按压，摇大针孔，促进出血。出血后会激活化学性 C 神经元。

巩昌镇：我们再看复式补泻手法。阳中隐阴，阴中隐阳，烧山火，透天凉，还有具有行气和补泻作用的"青龙摆尾法""白虎摇头法""苍龟探穴法""赤凤迎源法"等飞经走气四法,在以 C 神经模型为基础的逆向刺激疗法中也能得到解释吗? 他们与逆向刺激疗法相关吗? 如果相关,如何达到这些效果?

冷三华: 阳中隐阴是在同一穴位先行烧山火,后行透天凉,补泻兼施,先补后泻的复式手法。阴中隐阳是在同一穴位内先行透天凉,后行烧山火,补泻兼施,先泻后补的复式手法。这两种手法都源自《金针赋》,适应证都是疟疾寒热,寒热错杂、虚实夹杂的杂病,只是寒热虚实偏重不同,是烧山火和透天凉的组合手法。烧山火和透天凉都是用针提供机械刺激,它会激活机械性 C 神经纤维,后者将机械信号转化成电信号,通过传入 C 神经传到脑功能区。当它到达体感皮层时,就产生了得气的感觉。疟疾寒热,寒热错杂、虚实夹杂的杂病,既有感受冷刺激的 C 神经敏化,也有感受热刺激的 C 神经敏化。若机械性 C 神经纤维和感受冷刺激的 C 神经纤维在同一个雷马克束,电信号可以从机械性 C 神经纤维传导到感受冷刺激的 C 神经纤维,传到后者通向的体感皮层时,就产生了透天凉的针感。同理,当机械性 C 神经纤维和感受热刺激的 C 神经纤维在同一个雷马克束,电信号可以从机械性 C 神经纤维传导到感受热刺激的 C 神经纤维,传到后者通向的体感皮层时,就产生了烧山火的针感。当感受冷或热刺激的 C 神经纤维敏化时,从机械性传导到感受冷或热刺激的 C 神经纤维的电信号更容易产生电冲动,从而能够到达体感皮层,产生透天凉或烧山火的针感。所以,阳中隐阴和阴中隐阳都有适应证,而不是随便什么人都能作出其效果的。

青龙摆尾、白虎摇头、苍龟探穴、赤凤迎源,四法都源自《金针赋》,其手法有摆、摇、退、进、振、钻、剔、提、飞、旋等,在腧穴不同的层次操作,达到气至病所的目的。这些动作,提供的都是机械性刺激,进或退是在腧穴不同的五体层次。就是通过针刺手法,将不同层次的机械性 C 神经激活,产生电冲动。病所的 C 神经敏化,如果与针刺部位的 C 神经在同一个雷马克束,针刺产生的电冲动就可以传到病所的 C 神经纤维,上传到病所的体感皮层,就产生了"气至病所"的针感;上传到病所的脑功能中枢,就通过脑功能中枢产生治疗效应。这四个飞经走气的方法,实际上是通过针刺得气。《难经·七十八难》:"知为针者,信其左;不知为针者,信其右。当刺之时,先以左手厌按所针荥俞之处,弹而努之,爪而下之,其气之来,如动脉之状。"经文明确触诊的得气比针刺的得气更好。因为触诊可以控制力量,不引起机体损伤,所以就不会引起 C 神经敏化。这样,触诊的得气都是因为疾病本身引起的 C 神经敏化导致的得气。因针刺本身有损伤,可以引起 C 神经敏化而得气,与疾病本身的 C 神经敏化产生的得气不同。所以,针刺得气不如触诊得气治疗疾病更有针对性。所以比《金针赋》更好的方法是通过触诊得气,然后进针。逆向刺激疗法就是采用的这种方法。而且,逆向刺激疗法将腧穴分为皮、脉、筋、肉、骨五个层次,根据五体不同的解剖特点,设计五体鉴别触诊,能够将得气精确到皮、脉、筋、肉、骨五个层次中的一个或几个层次。所以,针刺的针对性更强,理解也更加容易。

巩昌镇: 虚则补其母、实则泻其子的"补母泻子"原则在以 C 神经模型为基础的逆向刺激疗法中还有所体现吗? 这样的经典治疗原则和神经解剖为基础的逆向刺激疗法还有共同语言吗?

冷三华: 虚则补其母、实则泻其子的"补母泻子"原则是根据五行学说推导确定的。逆向刺激疗法不采用哲学理念进行推导确定治疗,而是根据临床收集到的证据确定治疗。适合补母泻子的病情,在母子经络的腧穴上可以找到敏化点,即敏化 C 神经所分布的五体组织,根据其触诊确定补泻。这种方法的好处是针对性强,疗效容易重复,容易理解,容易推广。即使同为母子病变,不同性别、年龄、体质、季节、地域等因素,病人之间的差异可以很大。按照母子补泻原则确定的治疗方案相同,针对性就不足。即使根据原则确定治疗同一穴位,因穴位是动态的,针灸部位也会有不同。因此,按照母子补泻原则治疗的针对性、疗效的可重复性不如逆向刺激疗法。

C 神经模型与缪刺和巨刺

巩昌镇: 上病下取、下病上取,左病右取、右病左取,前病后取、后病前取的"缪刺""巨刺"原则,在以 C 神经模型为基础的逆向刺激疗法中还适用吗? 如何解释?

冷三华: 上病下取、下病上取,实际上是运用纵向经络的远端功能取穴,在逆向刺激疗法中普遍运用。其原理是,在上和在下的 C 神经通路因为解剖排列的邻近而发生跨突触传导,从而通过刺激下部的腧穴可以激活上部器官组织 C 神经通路通向的脑功能中枢,产生治疗作用。反之亦然。左病右取、右病左取,称为缪刺、巨刺,在逆向刺激疗法中也运用。其原理是,在左和在右的传入 C 神经通路到达脊髓后,都从脊髓的两边侧脊髓丘脑束上行。因此,它们在脊髓内可以排列在一起,因为位置邻近而产生跨轴突传导,从而通过刺激左侧的腧穴可以激活右侧器官组织 C 神经通路通向的脑功能中枢,产生治疗作用。反之亦然。前病后取、后病前取,在逆向刺激疗法中广泛运用。其原理是,在前和在后的腧穴的传入 C 神经按照脊髓节段进入脊髓,它们在进入脊髓前后因为位置的邻近发生跨轴突传导,从而通过刺激前面的腧穴可以激活后面器官组织 C 神经通路通向的脑功能中枢,产生治疗作用。反之亦然。C 神经在躯干的横向排列,产生躯干、内脏的前后功能联系,称为横向经络。

C 神经模型与穴性

巩昌镇:以 C 神经为基础的针灸理论对穴位的穴性是如何理解的?

冷三华:很多穴位都有双向调节作用,其作用因病情不同而不同,分析其原因可能有:①穴位有五体层次不同;②每层次都有多种不同的 C 神经感受器;③不同的季节、体质、病情,敏化的 C 神经不同。穴位如果有穴性,那么,这个穴是多样的、动态的,而不是静止的、固定不变的。穴位的穴性,首先是它的归经属性,即《内经》所言"脉气所发",而不是寒热补泻属性。同一穴位,既可以做出烧山火,也可以做出透天凉的针感。所以寒温属性是由病情决定的,不是穴位本身固有的。当然,穴位本身有冷、热 C 神经感受器存在,是烧山火、透天凉的前提。同样,补泻也不是穴位本身固有的属性,但穴位 C 神经的存在是其能够补泻的前提。穴位归经属性与中药是类似的,但是寒温补泻属性与中药是不同的。

C 神经模型与中医病因

巩昌镇:经典针灸中的元素概念,风、寒、暑、湿、燥、热、火、痰、瘀、滞等,还能通过 C 神经模型为基础的逆向刺激疗法检验吗? 或者说,C 神经模型为基础的逆向刺激疗法还能吸收这些经典针灸的元素概念吗?

冷三华:经典针灸理论中的外感六淫、内伤七情,痰、瘀、滞等内生之邪,都是产生机体损害的致病因素。它们产生病理损害,不同亚型的 C 神经感受器可以探测到不同的损害,并将之转化成电信号,传导到不同的脑功能区。脑功能区根据传入的信息,使不同亚类的 C 神经敏化,以及不同程度的敏化,从而保护机体,促进机体恢复平衡。以 C 神经网络模型为基础的逆向刺激疗法,检查的是机体对病因的反应,即 C 神经的敏化,而不是病因本身。病因→机体损伤→C 神经的敏化,三者有内在的联系。通过刺激敏化的 C 神经,会激活中枢功能区,后者通过调整机体的功能而产生治疗作用。这种治疗作用不是对因治疗,而是对病理机制的治疗,促进机体恢复平衡。比如,针灸治疗肿瘤产生的疼痛有效,但对引起疼痛的肿瘤可能没有直接治疗效果。因为所有的疾病都会造成机体的损伤,所以理论上运用逆向刺激疗法可以对所有疾病的病理机制产生一些治疗作用,只是有的情况治疗价值大,有的情况治疗价值小。杜元灏等研究表明,针灸能够对 461 种病症产生治疗作用。之所以针灸能够治疗这么多种病症,就是因为针灸是针对 C 神经敏化起作用的,而后者是多种疾病对机体产生损伤时普遍的保护机体的机制。

综上所述,逆向刺激疗法既可以吸收风、寒、暑、湿、燥、热、火、痰、瘀、滞等病因概念,也能吸收感染、外伤、肿瘤、精神创伤等病症概念,因为它是针对机体损伤引起的 C 神经敏化治疗的,并不直接针对病因。所以,无论西医的病因还是中医的病因概念都能接受。

逆向刺激疗法增加疗效的可重复性

巩昌镇:冷博士,您反复强调逆向刺激疗法疗效确定,立刻见效,具有可重复性。我们知道中医和针灸的一个短板就是可重复性问题。如果解决了疗效重复性问题,疗效确定性问题,这对中医针灸是一个极大的推进,请冷博士谈一谈在这一方面逆向刺激疗法和传统针灸疗法的差别。

冷三华:因为哲学概念描述事物的共性,忽略事物的个性,所以以哲学概念建立起来的医学体系在精确性上先天不足。同一个病人,不同的中医师诊断可以有显著的不同。比如,A 诊断为阳虚,B 诊断为气虚,C 诊断为阴阳两虚。即使都诊断为阳虚,同为阳虚的病人也可能有很多不同的情况。这就是说,用哲学理念指导疾病诊治实践中,主要把握大方向,在细节上重视不足,造成了诊治的精准性不足。这样,虽然有时起到很好的效果,其他情况就效果差或无效,重复性不足。逆向刺激疗法根据 C 神经敏化确定治疗,而 C 神经敏化是脑中枢对相应的病理损伤发生的反应。因此,C 神经敏化与疾病的损伤有内在的联系,这构成了逆向刺激疗法具有针对性的理论基础。逆向刺激疗法将腧穴分为皮、脉、筋、肉、骨五个层次，每个层次根据相应的解剖特征设计诊断、鉴别诊断方法，可以诊断出敏化 C 神经分布的特定五体层次，在治疗上针对该层次做针对性刺激，这就是五体刺法。逆向刺激疗法根据 C 神经亚类、C 神经敏化程度的不同而选择相应的治疗方法。比如，对温度性 C 神经敏化，采用灸法、烧山火或透天凉的方法治疗；对机械性 C 神经敏化，采用得气针法；对化学性 C 神经敏化，采用放血疗法；对按压时疼痛剧烈的，采用泻法；对疼痛喜按的，采用补法；等等。另外，根据 A 类神经对 C 神经的调控机制，确定相应的治疗方法和程序。比如拔罐、拉伸，通过刺激 A 类神经阻断疼痛信号的传入，根据皮肤、浅筋膜、深筋膜、肌肉的不同解剖特点确定拔罐、拉伸方法。骨膜不可以拉伸，所以用拔罐的方法效果差，而皮肤、浅筋膜的病变用拔罐好，肌肉、深筋膜的病变用手法拉伸好，等等。这样，做到了从理论到临床诊疗技术内在的一致性、严密性。最后，按照机体对刺激腧穴的反应选择、判断腧穴，进一步确认腧穴的精准性，提高针刺效果的预测性。

神经中枢的作用

巩昌镇：我们已经看到脑中枢在逆向刺激疗法中的核心作用，无论是 C 神经敏化点的检测还是 C 神经敏化点的刺激治疗都是通过脑中枢发生作用。在逆向刺激疗法从诊断到治疗的过程中，脑中枢究竟发生了什么？冷博士，可以根据您的研究和整个神经科学的发展再总结一下吗？

冷三华：无论是西医还是中医，在诊治疾病时，对脑中枢功能区的关注都远远不够。但近二十年神经科学的进展让我们认识到脑功能区的重要性，几乎机体所有的功能都在脑功能区的控制之下，包括基本生命活动、内分泌、免疫、精神、意识、思维活动等。"脑主神明"是实实在在的。机体产生疾病时，脑功能区发生相应功能改变。比如下行性疼痛调控中枢导管周围灰质，在慢性头痛、颈痛、肩痛、功能性消化不良时，发生功能性改变。当用电直接刺激该中枢时，会产生强大的镇痛作用。C 神经有分支到达该中枢，使用逆向刺激疗法时，电流会沿着传入 C 神经通路到达该中枢，产生镇痛作用。当然，导管周围灰质并不是唯一的疼痛调控中枢。至于这些中枢工作的具体、详细的分子机制，是目前神经科学的研究热点,相信不久的将来,我们会更加了然。

一个说明性病例

巩昌镇: 我们已经对 C 神经为基础的逆向刺激疗法做了全面深入的讨论,并且与经典针灸理论做了反射和对照,在我们转向针灸和理疗有机结合之前,可否用一个您在临床上的具体例子把逆向刺激疗法演示一下?

冷三华: 一中年男性,颈痛放射到左侧肩部、手臂及上背部,患者头部前屈、后伸、侧弯、旋转等活动都加重症状。近四天因上述症状不能上班,严重影响睡眠,坐位、刷牙等活动加重症状。在急诊 MRI 显示"C4/5,C5/6 椎间盘突出",使用镇痛药后,仍然剧烈疼痛。体检:颈部前屈正常范围 30%,后伸 20%,左旋 40%,右旋 60%,左侧弯 30%,右侧弯 50%。

1. 前中斜角肌的诊治

触诊: 前、中斜角肌压痛、紧张,按压时左手臂放射性疼痛;左侧颈椎 C3~7 横突压痛,以 C5 横突压痛最重。

思路: 左侧前、中斜角肌局部敏化点,为足阳明经脉气所发,在左侧足陷谷穴发现高度敏化点。同时按压陷谷穴敏化点和左侧前、中斜角肌敏化点时,左侧前、中斜角肌压痛立即减轻,故足陷谷穴敏化点为远端治疗腧穴,为本腧。

治疗: 患者仰卧,将头的体位调整为左侧弯略右旋,这样,前、中斜角肌处于被动缩短的体位,A-β 神经处于沉寂状态。疼痛拒按属实,采用泻法。先远端针刺陷谷穴,然后针刺前、中斜角肌压痛最剧烈的部位,快进快出。

2. 肩胛提肌诊治

触诊: 患者俯卧,在左肩胛骨内旋、上提(该体位肩胛提肌被动缩短,A-β 神经处于沉寂状态)的情况下,在肩胛骨内上角(肩胛提肌止点)发现高度敏化点。

思路: 肩胛骨内上角敏化点可能为手太阳、少阳、阳明脉气所发。本例在左侧后溪穴找到高度敏化点,同时按压两者,肩胛骨内上角敏化点压痛迅速减轻。说明是手太阳经病变。后溪穴敏化点为本腧。

治疗: 患者俯卧,先针刺后溪敏化点,然后在左肩胛骨内旋、上提的情况下针刺肩胛内上角敏化点,快进快出。

3. 上斜方肌的诊治

触诊:肩胛内收上抬的体位下触诊上斜方肌,找到条索状痛性激痛点。

思路:上斜方肌(肩井)为手、足少阳,足阳明和阳维脉交会穴。本例在左侧足临泣穴附近触诊到敏化点。

治疗:先针刺左侧足临泣穴附近敏化点,后在肩胛内收上抬的体位下,用左手固定激痛点,右手持针刺入激痛点,即刻产生肌跳,立即拔针。

4. 拉伸

坐位,分别牵拉左侧前、中斜角肌,肩胛提肌,斜方肌 30 秒。治疗完毕,患者头部活动恢复到正常的 90%~100%,疼痛基本消失。

针灸和理疗的结合

巩昌镇:冷博士,我们最后部分转向理疗和针灸的结合,您试图建立的理疗针灸学。请您先介绍一下理疗的概念、理论及临床应用,特别是可以与针灸相结合的部分,好吗?

冷三华:从脑中枢与它调控的周围组织的关系来认识,可以看到针灸和理疗内在的统一性,而这种统一性可以发展出一门新的交叉学科,即针灸理疗学。针、灸、推拿、拔罐、刮痧、热敷、冰敷、超声、激光、拉伸、被动关节松动手法、运动关节手法、各种运动、等等,就是通过周围组织器官、传入神经、脑中枢、传出神经之间信号的产生、转化、传入、整合、传出过程,以保持机体平衡、恢复健康。从统一的角度审视、整合零散在针灸、理疗中的知识、技术,产生新理论和方法,无疑会推动医学的发展。

巩昌镇:我向来注意和强调在学科的边沿地带和交叉地带最容易出成果,最容易出现新的知识、新的技术,您认为针灸和理疗的交叉地带也会服从这一规律吗?

冷三华:的确如此,学科融合容易出成果。近年诺贝尔奖中,交叉学科产生的新知识、新成果所占比例增加的趋势明显。将针灸与理疗融合,无疑顺应了学科融合的趋势。我会期待这一领域产生重大成果。

巩昌镇:我们在讨论针灸和理疗结合时,您曾经说过针灸与手法结合可以协同止痛,这里的手法是理疗手法还是推拿手法? 如果是理疗手法,如何做到这一点,可以举例说明吗?

冷三华:理疗手法与针灸可以协同止痛。比如对肌筋膜疼痛综合征,针灸可以通过激活 C 神经通路,进而激活疼痛中枢,从而起到止痛作用。理疗的拉伸手法,可以激活 A-β 神经,通过疼痛的阀门机制在脊髓后角阻断疼痛信号的传入。两者通过不同的机制,起到增强止痛的效果。另外,对于核心肌肉力量或耐力不足引起的腰痛,单纯的针灸虽能止痛,但是长期疗效欠佳,因为针灸对核心肌肉力量和耐力的增加效果不佳,理疗的核心肌肉运动,是增加核心肌肉力量的最佳方法。两者结合,近期和远期疗效都更好。对关节微错位引起的疼痛,针灸加上关节松动术、贴扎技术,疗效会显著增加。

巩昌镇:理疗手法和针灸结合如何提高关节活动度呢? 如何证明两者结合比单独使用会有更好的临床效果呢? 您有具体实例吗?

冷三华:这样的具体例子太多了。比如膝关节骨关节炎的病人,上下楼会有膝关节疼痛,针灸后疼痛减轻,但上下楼时仍有疼痛。根据疼痛来源于髌股、胫股、近端胫腓关节的不同,采用对应的运动关节松动术,贴扎后,患者上下楼疼痛立即消失。一些由激痛点引起上下楼疼痛的病人,采用理疗十几次无效,采用激痛点针法,疼痛立即缓解。临床上我遇到很多针灸治疗无效的病人用理疗马上见效,也遇到很多理疗无效的病人用针灸马上见效。但是,需要循证医学研究的数据,才能证明针灸与理疗结合,比单纯的理疗或针灸效果好。我期待这样的研究。

巩昌镇:为什么说针灸和运动疗法结合会提高长期止痛的疗效,难道针灸的不同方法做不到吗? 或者理疗达不到长期的止痛效果吗?

冷三华:前面已经提及,针灸是针对病理机制起作用的,如果病因不除,疼痛还会复发。核心肌肉弱引起的疼痛,必须提高核心肌肉的肌力和耐力,才能防止疼痛复发。而针灸对核心肌力和耐力的提高疗效有限,所以单纯针灸是做不到的。理疗通过运动提高核心肌肉的力量和耐力,但需要时间。一般两个月以上才能使肌力明显提高。如果病人有疼痛,会妨碍运动疗法的执行,最终运动疗法可能达不到预期效果。当针灸与理疗结合,近期和远期疗效都可提高。

巩昌镇:提高和改善机体的功能,都是针灸和理疗的目标。他们两者如何互补才能创造出 1+1>2 的效果? 针灸和理疗如何糅合在一起才能达到这一目标?

冷三华：对某一病症要创造"1+1>2"的效果，针灸和理疗必须针对这一病症机制两个不同的方面，且这两方面中的一个会对另一个产生积极的影响。上面讲的核心肌肉引起腰痛就是一例。疼痛影响病人正常活动，导致核心肌肉萎缩，后者又加重疼痛。针灸止痛有利于患者进行核心肌肉运动，后者又促进疼痛的缓解。

巩昌镇：针灸和理疗结合在一起，在诊断上会产生哪些优势呢？针灸和理疗结合能产生新的诊断方法吗？

冷三华：传统针灸主要使用四诊收集资料，用辨证方法进行诊断。理疗也用四诊方法收集资料，但是理疗根据解剖发展出很多检查，通过临床研究确定这些检查的可靠性、特异性，在临床上非常适用。针灸与理疗结合，可能发展出基于经络远端联系与解剖结合的诊断方法。比如，逆向刺激疗法通过立即减轻局部敏化点疼痛或其他症状，或患者主诉，来筛选远端腧穴，就运用了经络的知识。通过五体鉴别触诊，就运用了理疗解剖的知识。将两者结合起来，就构成了逆向刺激疗法的诊断方法。

巩昌镇：提高病人的依从性是衡量医生服务的一项指标。针灸和理疗的结合所产生的针灸理疗学在这一方面会产生优势吗？

冷三华：是的，针灸和理疗的结合能提高疗效，提高疗效的重复性，缩短见效时间。比如，逆向刺激疗法治疗痛症，3~10秒就可以见效。没有任何药物能如此快的见效，因为药物从吸收到升至有效血药浓度，3~10秒是远远不够的。每次都能体会到治疗效果，无疑会提高患者的依从性，同时也提高医者的自信心。

巩昌镇：理疗和针灸会产生出理疗针灸学或者针灸理疗学吗？如果让您设想一下，这门学科会有哪些特点呢？这门学科会如何产生优于针灸和理疗的结果呢？

冷三华：理疗和针灸的整合会产生针灸理疗学，它将具有以下特点：

整体观：针灸理疗学将继承、发展针灸的整体观念，比如针灸的上病下治、下病上治、左病右治、右病左治、内病外治的整体观念，经络所联系的各种脏腑、器官、组织的相互功能联系，以及它们受大自然的影响，精神与躯体的相互影响等，使物理治疗不再只是从还原论的视角认识人的解剖与功能，形成具有整体观的物理治疗理论。

精准性：针灸理疗学将继承、发展物理治疗的精确解剖，针灸不再只是使用"气化""神气""精气"等功能概念，而是将这些功能概念与精确的解剖结合起来，从而使诞生于《内经》时代的"五体刺法"更加精确，并且可能超过五体刺法，比如针刺肠壁、蝶鞍、神经节等组织。这样，就形成了概念明确、定位精准的"气化"针灸。

逻辑性：针灸理疗学将采用定义明确的概念，采用医学术语，遵循形式逻辑的原则进行推理、论证。内涵与外延不明确的传统概念、取类比象的思维方法将不会被采用。

实证性：针灸理疗学将接受循证医学的方法，用实证的方式进行论证，其理论将随着证据的收集而修正、发展。

全面性：针灸理疗学将因为具有针灸和理疗两个视角而更加全面地诊断、治疗病人。比如疼痛的病人，不只是针灸止痛，还要治疗其伴随的精神因素，肌肉力量、耐力的不足，等等。

针灸理疗学将因为吸收针灸与物理治疗的优点而产生新的技术。例如：①扩大针刺靶组织，比如在超声等影像技术指导下的针刺，比如针刺交感神经干，针刺内脏，电刺激体内置入，甚至中枢神经直接刺激等技术。②传统穴位的新刺法。比如腧穴超声、激光、电流、短波、磁场等刺激。③腧穴刺激同时配合运动。④根据组织解剖的不同设计新的治疗工具，比如代替艾灸的腧穴温度刺激工具。⑤产生新的诊断方法。比如根据 C 神经亚类的不同发展检测器特异敏感性的检查方法。

三大经脉模型

巩昌镇：您提出《内经》有三大经脉理论模型：针至病所模型，树状经脉（络）模型，环状经脉（络）模型。我们先总结一下这三个模型好吗？

冷三华：树状经脉理论，是在《黄帝内经》的多篇里完成的。《灵枢·脉度》记载："手之六阳，从手至头，长五尺，五六三丈。手之六阴，从手至胸中，三尺五寸，三六一丈八尺，五六三尺，合二丈一尺。足之六阳，从足上至头，八尺，六八四丈八尺。足之六阴，从足至胸中，六尺五寸，六六三丈六尺，五六三尺，合三丈九尺。"这些经脉的走向与《黄帝内经》之前的《足臂十一脉灸经》《阴阳十一脉灸经》和《黄帝内经》里的《灵枢·本输》《灵枢·经筋》《灵枢·根结》的方向是基本吻合的，即从四肢远端到头颈躯干的方向。这种经脉/络的结构形如树，所以称为树状经脉/络理论。下面是树状经脉/络理论各篇特点的分析。

《灵枢·根结》篇中，根于四肢末端，结于头颈躯干；《灵枢·标本》则本于四肢，不一定为末端，标于头颈躯干。标本根结理论是树状经络理论的早期形式，主要表达起点和终点之间的功能联系。《灵枢·脉度》中，以解剖定经脉，都为向心性方向，没有脏腑归属或关联，辨证有虚实，治疗有补泻。《灵枢·脉度》明确测量了经脉的长度，表达了古人从血脉解剖认识经脉的路线。

《灵枢·本输》称"十二经络"而不是"十二经脉"；五输穴确定经络的方向，即起于四肢末端，止于肘膝关节附近。"出、溜、注、行、入"体现了经气流行的次序及量的关系，这种关系可以用 C 神经的解剖进行解释；五输穴与五脏六腑有联系，但不是经从五输穴通向脏腑，这种联系可以通过脏腑与五输穴之间的 C 神经跨轴突邻接进行解释；五输穴与四时出入有联系，不同的季节取穴不同，穴位的层次不同。"春取络脉诸荥大经分肉之间，甚者深取之，间者浅取之。夏取诸腧孙络肌肉皮肤之上。秋取诸合，余如春法。冬取诸井诸腧之分，欲深而留之。此四时之序，气之所处，病之所舍，脏之所宜。"五输穴与四时的关系可以通过 C 神经在不同季节阈值的变化来进行解释。"气之所处，病之所舍"也可以通过 C 神经的敏化进行解释。

另外，取穴与体位有关，这可以通过疼痛的阀门机制进行解释；动脉、皮、肉、孙络都可以作为腧穴；经络不是"线"，腧穴不是"点"。"阔数之度，浅深之状，高下所至。"

《灵枢·本输》首次用五输穴确定经络，没有沿用"经脉"的概念，五输穴并不局限于血脉，且和五脏六腑、四季联系起来。值得注意的是，本篇的经络不是线，腧穴也不是点。

《灵枢·经筋》篇中，经筋都为向心性方向，路线连贯，起于四肢末端，到达头颈躯干；经筋没有脏腑归属或关联，无阴阳虚实辨证。《灵枢·卫气失常》"筋部无阴无阳，无左无右，候病所在"，经筋病以季节命名，治疗原则却不以季节、阴阳筋的不同而不同，都是"治在燔针劫刺，以知为数，以痛为输"，动态腧穴，全身遍诊法。可以通过 C 神经在全身的分布进行解释；症状、体征合参，没有脉诊；《灵枢·经筋》有腧穴的概念，但完全是动态的腧穴。

环状经脉理论，是在《黄帝内经》的《灵枢·经脉》完成的。这一模型表明手三阴经从胸走手，足三阳经从头走足。这样，全身的十二经脉终始相连，如环无端。这个模型在以后的针灸历史中占据主导地位，并成为教材采用的经脉模型。环状模型至少有两种含义：一是机体远端组织之间有功能联系；二是机体远端组织的功能联系有方向性，并且是环状的。另外，这一模型还具备下列特点：经脉有脏腑归属，经脉达到脏腑；经脉有向心与离心方向，构成环状；脉症合参，人迎寸口双脉法，没有触诊；有虚实补泻；有寒热疾留针法。

除了上述两个模型外，还有一个大家不熟知的模型，即针至病所模型。这个模型体现在《灵枢·官针》和《灵枢·刺节真邪》中。《灵枢·官针》记载：①病在皮："病在皮肤无常处者，取以镵针于病所，肤白勿取。""半刺者，浅内而疾发针，无针伤肉，如拔毛状，以取皮气。""直针刺者，引皮乃刺之，以治寒气之浅者也。"②病在脉："病在脉，气少当补之者，取以锃针于井荥分输。"③病在肉："病在分肉间，取以员针于病所。""合谷刺者，左右鸡足，针于分肉之间，以取肌痹。"④病在筋："关刺者，直刺左右，尽筋上，以取筋痹。"⑤病在骨："输刺者，直入直出，深内之至骨，以取骨痹。"⑥其他："报刺者，刺痛无常处也，上下行者，直内无拔针，以左手随病所按之，乃出针复刺之也。"

在这个模型中，完全按照"病所"进行针刺，"疾浅针深，内伤良肉，皮肤为痈；病深针浅，病气不泻，支为大脓"。这个模型与树状、环状模型不同的是，它强调的不是机体远端组织之间的功能联系，而是哪里有病针刺哪里。

巩昌镇：这三个模型的整合可以在针灸现有体系中发展，这三个模型都是在经典针灸学框架内，他们如何产生出现代意义的针灸理论？

冷三华：将三个模型一起整合，结果就是机体远端组织之间有功能联系，在针刺治疗时，应该针对有病变的部位进行治疗。

（一）C 神经敏化

C 神经是一种没有髓鞘的神经，可以为传入神经，也可以为传出神经。传入性 C 神经在正常情况下阈值高，不容易激活；在疾病状态下发生阈值下降。伤害性 C 神经敏化，可以发现压痛；温度性 C 神经敏化，可以产生主观或客观的温度变化；痒 C 神经敏化就可以产生瘙痒；轻触觉 C 神经敏化，产生愉悦的感觉。

敏化 C 神经分布的组织可以发现压痛、脉搏、温度、皮肤色泽或组织质地等异常改变。

（二）从病所的概念引申出病理性腧穴

病所的概念在《内经》反复出现，指病变的腧穴层次，体检时可以发现异常的体征，可以为皮、脉、筋、肉、骨。因此，将病所称为病理性腧穴。病理性腧穴更符合现代人的语言习惯。病理性腧穴在体检时可以发现压痛、温度、脉搏、皮肤色泽或组织质地等异常。

正常组织体检是没有异常的，无压痛、温度、脉搏、皮肤色泽或组织质地等异常，称为生理性腧穴。病理性腧穴不仅体现在针至病所的理论中，也体现在《灵枢·经筋》中，"治在燔针劫刺，以知为数，以痛为输"，《灵枢·卫气失常》"筋部无阴无阳，无左无右，候病所在"是佐证。

（三）C 神经网络与《内经》三大理论模型

针至病所的刺法是在经络理论产生之前占据主导地位的针刺方法，体现在五体刺法，即针对皮、脉、筋、肉、骨组织进行针刺治疗。这是针对病理性腧穴的针刺方法。这些组织的传入 C 神经敏化，针刺时其感受器将机械刺激转化为电冲动，后者沿着 C 神经通路传到相应的脑功能区，脑功能区分析后，发出功能调节性传出信号，从而起到治疗作用。这种近治作用是通过 C 神经通路与中枢功能区的直接联系而产生的。

树状和环状经络 / 脉整合，其表达的远端功能联系是共同的，经络 / 脉的方向是有矛盾的。因此，远端功能联系是经络的理论核心，方向不是核心部分。经络 / 脉的远端功能联系可以通过 C 神经网络来解释。头面以下组织都分布有 C 神经感受器，其 C 神经通路都进入脊髓，交叉后从脊髓两侧脊髓丘脑束上行到达丘脑；头面部的传入 C 神经进入三叉神经、面神经，到达脑桥后下行，经过延髓到达颈髓，交叉到对侧，从两侧三叉神经丘脑束上行到达丘脑。这样，身体各部位的传入 C 神经通路有可能位置排列相邻；C 神经轴头之间只有一层没有髓鞘的施万细胞，绝缘作用很差。在 C 神经通路敏化的情况下，一支 C 神经通路上的电流可以引起相邻 C 神经产生电冲动。这两支 C 神经通路通向不同的脑功能区，或者同一脑功能区的不同部位。这样，就引起远端组织 C 神经到达的脑功能区的激活，后者产生调节性信号，对远端组织产生治疗效应。

《黄帝内经》的遗产

巩昌镇:您多次讲到《黄帝内经》中先贤们发展了很多人体疾病的治疗方法,但是后世没有读懂,反而理疗探明了许多,您可以解说一下吗? 或者说,《黄帝内经》包含了许多现代理疗的原理和方法吗?

冷三华:《黄帝内经》的确有很多后世没有读懂或者有误解的治疗方法,其中之一就是针灸治疗的体位问题。《内经》中合穴需要在肘膝屈曲或伸直的体位下取穴,但这一重要的经验难以用阴阳五行的理论进行解释,没有引起后人足够的重视。直到两千多年之后,理疗也发现这一事实,并加以总结,广泛用于痛症的治疗。我在使用这一疗法多年之后,回头看《内经》时,才知道我们的祖先早就知道这一事实了,最早发现的人肯定是我们的祖先。毫无疑问,体位作为治疗的一个原则,是可以容纳在理疗体系中的,并且可以用疼痛的阀门机制进行解释。这也说明了针灸和理疗内在的一致性,针灸治疗疾病,本身就是通过机械性刺激(针刺)或温度性刺激(艾灸)等物理性刺激来治疗疾病,用物理刺激治病本身就是理疗的特点。同样,很多理疗的治疗,比如电疗、激光、超声、温敷、冷敷、运动,也可以整合到针灸医学中。

总之,《黄帝内经》本身有可能发展出一门理疗学科,只是错失历史时机罢了。如今,理疗与针灸的融合,必将成为历史趋势。

巩昌镇:通过我们的对话,我似乎获得了一种《黄帝内经》的现代解读。这种解读方法不同于其他一些学者的解读,他们强调回到圣贤时代,回到古人创造那些概念和理论的环境中去解读。但是无论哪一种解读方法,《黄帝内经》仍然是推动针灸医学发展的宝典。

第七章

海外奇葩　另辟蹊径

——与彭增福博士关于激痛点针灸的对话

　　彭增福博士一贯坚持"干针属于激痛点针灸"的观点,是中国最早和最权威的研究"激痛点针灸疗法"的专家之一。"激痛点针灸疗法"之所以受到主流医学人士的青睐,就在于其治疗"痛症"疗效立竿见影,并且其机制通俗易懂,易学易用。彭增福博士十多年前在《中国针灸》等杂志发表的文章中就明确指出:"激痛点疗法"是中国经典针灸"阿是穴疗法"的再现。

英国的意外收获

　　巩昌镇:您是靳瑞教授的高徒,靳三针的传承人。是什么引起了您对激痛点的研究并建立了激痛点针灸疗法? 从什么时间开始您专注于激痛点的研究,并且推广和完善激痛点针灸疗法?

　　彭增福:靳三针的核心特点,简单有效,疗效可复制。记得当年我在写《靳三针疗法》时,整理了39组靳老的针灸处方。当时,靳老看完我的注释后,表示赞同。于是,我希望靳老能再建一组处方,凑成40组。他当时同意,并让我给他两周时间考虑。但是,两周之后,靳老告诉我,39组是他一生的精华,如果要凑数,他可以再凑100组,但关键在于不是他用过而且有效的。靳老这一严谨负责的态度,对我影响很大。其次,靳老虽然创立了针灸处方学,但是,靳三针这一名称是别人叫的。他在大多场合公开说明,他的靳三针,包含了许多研究生的研究成果,是大家共同完成的。你可以叫靳三针,也可以叫张三针、李二针、王一针,都可以,只要有效。靳老本人并不为名,因此,他很少外出开会,很少出风头。不过,他脾气好,别人的观点与他不同时,他不会去争论。这一点,我可能一辈子也学不到了。

对激痛点产生兴趣纯属偶然。1999年起,我便去了英国,当时在中医诊所看诊。后来,加入了英国针灸学会。加入英国针灸学会后,记得他们每一季度有一期中医杂志,全是英文的,我当时英文并不太好,有一天,翻阅其中一篇文章时,发现其题名包含有"trigger point"并配有两张图片。其中一张是足少阳胆经的头部循行图,另一张则是斜方肌上部激痛点的牵扯痛模式图(这也是差不多半年以后我才明白的)。这两张图放在一起,让我立即想到《灵枢·经脉》中有关足少阳经循行的描述。我认为,这张激痛点图,非常好地反映了《灵枢·经脉》中的足少阳的经脉循行线。而且,这张图较之胆经头部循行图,更能准确地反映《内经》经脉的原文。当时,我十分好奇,外国人肯定没有背诵过经脉篇原文,为什么能画出这张图,我很想知道这篇文章到底写了什么。但是,我的英文太差,看不懂,于是,求助于我的爱人。我问她,能不能帮我将那篇虎穴"tiger point"的文章翻译一下。她接过这篇文章后,讥笑了我一番,一个中医博士,连 tiger 与 trigger 都分不清,问我以后怎么在英国生活。她督促我学习英文,无奈之下,我只好自学。花了六个月时间,我翻译了这篇文章,也算是初步明白了这篇文章。我尝试性地针刺上斜方肌,果然能诱发出相关疼痛牵扯现象。于是,按照这篇文章的参考文献,我找到了著名的 *Myofascial Pain and Dysfunction:The Trigger Point Manual*。

巩昌镇: 从此激痛点完全进入了您的视野,并把它与中国的针灸结合在一起了?

彭增福: 2004年,继续啃这本书,一边尝试应用,一边学,但是,没有对外说,怕不成熟。当时,许多跟诊的研究生都说我针肩井穴的方法很特别,我一笑了之。事实上,我当时就是针的上斜方肌的激痛点来治疗头痛、颈痛、耳鸣等。这期间,我未发现该书的下册。2006年,到了北京后,我从中国中医科学院针灸研究所朱兵所长那里得到了下册,于是,我继续学习研究下册。

从2008年起,我就隐约感觉到这种针刺疗法将有可能对传统针灸构成重大挑战,开始主动向外界推广。记得是2008年,《中国针灸》在贵州举办第二届环球杯全国针灸临床特技演示大会,我在中国第一次做了"激痛点针灸疗法"的公开演讲。当时,与会的听众给予了我最高评分。我还翻译了美国梅奥医学中心物理治疗师 Peter Dosher 的论文,发表在《国际中医中药杂志》2008年第一期的

第一篇。同年 8 月,在《中国针灸》杂志上发表了《西方针刺疗法之激痛点与传统针灸腧穴的比较》。2009 年底在香港时,便将此针灸疗法较大规模地应用于临床。2013 年 4 月发布了耳鸣的激痛点针灸疗法临床总结报告。

有关激痛点的经典著作《肌筋膜疼痛与功能障碍:激痛点手册》,全身存在 255 个激痛点。它大约是中国传统针灸经穴的 2/3 稍多,主要用于治疗肌筋膜炎引起的疼痛综合征等。

记得 2004 年,我曾去广州看望靳老,跟靳老讨论激痛点理论这件事。靳老十分高兴,他说,一定要尽快将它融会贯通,变成自己的东西。由此可见,靳老是一位十分开明的老师,十分务实的学者。

激痛点概念

巩昌镇:什么是激痛点? 激痛点位于哪里? 如何分类?

彭增福:激痛点(trigger point, TP)是位于骨骼肌上能够激惹疼痛的部位。通常可在这个位置上摸到一个结节样条索,触压该激痛点时可以感到酸胀疼痛,还会引起远处的牵涉痛,快速触压还能引起局部抽搐现象。

肌筋膜激痛点是一个复合体,在肌肉中,有中心性激痛点和附着性激痛点之分。中心性激痛点一般位于肌腹肌纤维的中央,大约相当于运动神经进入肌肉之处,即运动点处。附着性激痛点主要位于肌肉与肌腱结合处,或肌腱在骨骼上的附着处。目前,已知全身 147 块肌肉中有 255 个激痛点,这一数字还在增加当中。根据激痛点部位的不同,还可将激痛点分为肌筋膜激痛点、皮肤性激痛点、骨膜激痛点、韧带激痛点等。根据其是否引起疼痛症状,可分为活动性激痛点与潜伏性激痛点。根据其在发病过程中所起的作用,可分为主激痛点(key trigger point)与附属激痛点(又叫卫星激痛点,satellite trigger point),继发性激痛点与原发性激痛点等。

巩昌镇:什么是肌筋膜疼痛综合征(myofascial pain syndrome, MPS)? 肌筋膜疼痛综合征会引起哪些"疾病"? 或者说,激痛点针灸疗法可以治疗哪些病?

彭增福:肌筋膜激痛点疼痛综合征是一系列神经肌肉功能失调的综合征,也称肌筋膜疼痛综合征、肌筋膜疼痛症候群或肌筋膜炎。激痛点的发生引起了机体许多部位的疼痛综合征,包括许多头颈、躯干和四肢的疼痛,诸如偏头痛、头昏、眩晕、牙痛、面肌抽搐、三叉神经痛、下颌关节疼痛、颈椎病、胸廓出口综合征、肩周炎、背寒痛、棘上韧带炎、肱骨内外上髁炎、桡尺骨茎突炎、腕管综合征、手指和手掌痛、腰腿痛、第三腰椎横突综合征、坐骨神经痛、臀肌挛缩综合征、腘窝疼痛、大小腿疼痛、内外踝疼痛、跟腱疼痛、跟骨疼痛、第一跖趾关节炎,以及所有关节部位的疼痛,如膝关节疼痛等。

激痛点针灸疗法以激痛点为刺激部位,主要用于治疗肌筋膜炎疼痛综合征。国外流行病学研究表明,93% 的门诊疼痛病人的疼痛与激痛点有关,75% 的门诊疼痛病人的唯一病因是激痛点。因此,激痛点针灸疗法可用于许多疼痛为主的疾病的治疗。但由于肌筋膜炎疼痛综合征并不以疼痛为唯一症状,有时甚至不是主要症状,而表现为腹泻、头晕、耳鸣、便秘、阳痿、早泄、小便改变,还可表现为哮喘、咳嗽、呃逆、心率改变等。因此,肌筋膜炎的临床表现有时很容易与内脏疾病相混淆。传统针灸有时出现神奇的疗效,往往就是因为刺激了这些阿是穴——激痛点。这也就是为什么针灸对有些内脏性疾病可以取得神奇疗效的最可能的原因。可见,激痛点针灸疗法可以治疗内脏相关疾病,这也可能是针灸学中体表内脏相关的重要原因之一。

疼痛与激痛点

巩昌镇: 为什么许多疼痛与激痛点有关?

彭增福: 有关流行病学研究发现,93% 的疼痛与激痛点有关。某疼痛专科中心门诊调查发现,85% 的疼痛是由于激痛点引起的。所谓激痛点,就是指骨骼肌紧绷肌带上可以引起局部及远端疼痛的部位。它更多的时候是引起远端疼痛,还可以引起自主神经症状。如果骨骼肌长期反复地运动,则有可能导致肌纤维劳损,局部肌纤维缺血缺氧,接着就会引起局部致痛物质聚集,从而在肌肉中形成激痛点。激痛点形成后,不仅会直接导致肌肉疼痛,还会导致肌肉缩短、变硬,关节活动范围缩小等。这样,缩短的肌肉在参与活动时,不得不被拉长。有研究发现,当含有激痛点的肌肉被伸展到其肌纤维总长的 2/3 时,患者就会感觉到肌肉牵扯僵硬,久而久之,骨骼肌会变得越来越紧张,形成紧张的条索状物。由于肌纤维本身弹性非常好,因此,在早期,患者通常不会出现疼痛等症状。但是,仔细触诊时,仍然可以轻易地发现这种变硬的紧张肌带。因此,激痛点形成后,早期只是表现为肌肉僵硬感,有牵扯不适的感觉。进一步发展下去,关节活动范围就会受到限制,不过,人们通常难以觉察。但是,专业人士通过关节功能评估则可发现关节活动受限。这时虽然不会出现明显疼痛,但可能容易导致意外损伤或跌倒等,这些其实就是潜伏性激痛点引起关节活动范围缩小所导致的。

如果肌肉劳损进一步持续,肌纤维缺血缺氧加重,局部会产生越来越多的致痛物质,肌肉进一步变短,从而导致与其连接处的无菌性炎症,尤其是肌肉与肌腱连接处及肌腱在骨骼上的附着处。这些地方神经末梢丰富,痛觉比较敏感,因此,激痛点引起的疼痛往往首先出现在离激痛点较远的肌肉肌腱连接处及肌腱在骨骼上的附着处。一旦出现疼痛,说明潜伏性激痛点变成了活动性激痛点,表明病情已经比较严重了,需要及时正确的治疗。如果还得不到及时、正确的治疗,激痛点将会进一步影响其他相关的肌肉,甚至导致疼痛中枢敏化,形成顽固性激痛点,疼痛进一步加重。由于骨骼肌占了我们人体近一半的重量,我们人体所有的动作与活动都依靠肌肉的协调运动来完成,即便是呼吸,也需要肌肉的协调活动。因此,肌肉的劳损非常常见。骨骼肌劳损形成的激痛点是引起疼痛的最常见原因。

巩昌镇:身体各部位有哪些常见的肌筋膜疼痛呢? 可以用一些例子来说明吗?

彭增福:头颈部常出现肌筋膜疼痛。有些学者将头颈部的肌源性头痛笼统地归因于肌肉紧张型头痛,往往处方以非甾体类消炎止痛药或肌肉松弛剂来解决,虽然能暂时止住疼痛,但患者常要受症状反复之苦。就病理观点,不同部位的头颈部肌肉疼痛,各有其特有的诱因。能正确地找出有问题的肌肉,并施以适当的局部治疗,指导病患正确的治疗性伸展运动,方能彻底解决患者的问题。例如,斜方肌激痛点会引起脖子僵硬,头部旋转时疼痛明显,慢性颞侧头痛;胸锁乳突肌激痛点可引起偏头痛、头晕、耳鸣、脑鸣、眼痛、耳痛、视力模糊等;肩胛提肌激痛点是引起落枕的最主要原因;斜角肌激痛点通常是手指酸麻无力最常见的原因,还会引起手指关节痛及晨间僵直,而被误诊为类风湿关节炎;大圆肌激痛点多引起肩后痛,操作无动力方向盘的大货车时尤其明显;胸大肌及胸小肌激痛点,会引起胸前区疼痛,如果是左侧,常被误诊为心绞痛;胸腰旁的竖脊肌激痛点常会引起腰痛无力,久站时明显;梨状肌激痛点则是假性坐骨神经痛的常见元凶,久站久坐、远行之后更痛、更酸、更麻。

巩昌镇: 学习激痛点针灸疗法要注意哪些关键问题?

彭增福: 激痛点理论是建立在现代软组织损伤理论的基础之上,因此,要学习激痛点针灸疗法,就必须了解激痛点产生的原因,大体位置,疼痛及非疼痛性症状的临床表现,疼痛的具体感传路线,关节功能检查与评估方法、鉴别及具体治疗方法等。当然,要系统学习,还需要基本的医学解剖生理知识。

激痛点针灸疗法西医医师特别容易接受,加上由于疗效确定,它的影响越来越广。如果将西方的 trigger point acupuncture 译成中文的话,就是激痛点针刺疗法,而不是激痛点针灸疗法。其实,这一字之差,并无大碍。因为,如果将一些传统的针灸手法,包括推拿、火罐、艾灸法应用于激痛点,它便轻而易举地变成了激痛点针灸疗法。

激痛点针灸疗法虽然与传统针灸学在理论上有巨大的差异,但在某些细节上仍然可以相通,如果用阿是穴来解释激痛点理论未尝不可。只是相对于激痛点理论而言,阿是穴理论尚欠严谨,且近来有滥用的趋势。而激痛点理论则是经过近百年来,世界各国的许多医生共同不断完善而形成的。即便现在,有关激痛点形成的原理,仍有许多未解之谜,但其总的发展趋势却蒸蒸日上。回顾针灸学的发展史,我们知道,针灸中的两大基本理论——经络理论与腧穴理论并不是同时,也不是同步发展和形成的。它们各有其自身的发展规律,由历代有关学者,结合中医的脏象、阴阳五行等理论,成功地将二者合二为一(以元代滑寿的《十四经发挥》为标志),形成了我们今天的"系统"的经络腧穴理论。从元至明清时代,虽然曾有人对此提出过质疑,但从未得到应有的重视。

激痛点是经典针灸穴位的再发现

巩昌镇: 您认为激痛点就是经典针灸穴位的再发现,激痛点理论把针灸穴位的解剖、生理、病理解释清楚了吗?

彭增福: 从激痛点理论的产生、形成与发展过程来看,它似乎与传统腧穴、经络理论的起源与形成过程十分相似。由激痛点理论逐渐发现,产生了现代各种肌筋膜链理论,对临床有一定的指导意义。不过,比较各种肌筋膜链理论,我更喜欢原汁原味的激痛点理论。如果仔细追寻腧穴理论的形成,就很容易理解,我们针灸学所讲的穴位,其实就是激痛点! 因此,可以说,激痛点就是针灸穴位的再发现! 因此,我有充分的依据认为,当今在医学界里日益流行的激痛点针灸疗法,其实就是中国的最古老的针灸疗法,即古典针灸学的重新发现。只不过古人由于历史条件的限制,无法从解剖、生理、病理等方面进行现代的科学解释,但先人观察到了不同体表之间的联系方式。时至今日,由于用了各种方法,我们仍然未能找到经络,于是,反倒让我们觉得经络腧穴理论有些玄学味道,进而怀疑其有效性。如果我们勇敢地、理性地去掉这些原本不是古典针灸的传统经络腧穴理论,我们便会轻而易举地发现,原来我们先贤所述的腧穴理论竟是如此的"现代"和"科学"。因此,我们完全有理由理直气壮地说,中国古典针灸内容才是真正的针灸学。与此同时,我们也不妨顺势搭上现代科学之船。正因为如此,我特别推崇激痛点针灸疗法,也愿与同道一起积极推广这一疗法。当然,激痛点理论仍有许多未解之谜,它只是提示绝大部分针灸治疗疼痛的可能"真相",但并不能解释穴位治疗内脏病等的实质。因此,二者不可互相替代。

巩昌镇: 激痛点针灸疗法的选穴有哪些特点呢? 在穴位的选择方面,激痛点针灸疗法有什么创新呢? 在我看来,激痛点是阿是穴的精确化,可以这样来描述吗?

彭增福: 激痛点针灸疗法是基于肌筋膜疼痛之激痛点理论发展起来的,主要用于治疗肌筋膜疼痛综合征(又称肌筋膜炎)的一种针灸治疗方法。显然,它主要用于治疗肌筋膜疼痛。由于激痛点是引起肌筋膜疼痛的最直接原因,因此,灭活激痛点是治疗肌筋膜疼痛的主要治疗原则。激痛点针灸疗法的最主要选穴就是激痛点。注意,激痛点所引起的疼痛,有超过 70% 的部位并不在激痛点所在的局部,而是在远端。每一块骨骼肌都有可能形成激痛点! 每一个激痛点都有其特定的疼痛模式! 对于每一个具体的人来说,这一疼痛模式基本上是固定的。如果将激痛点认为是传统针灸的阿是穴,那么,激痛点的这一理论,就表明阿是穴分布是有规律的! 尤其是治疗肌筋膜疼痛。阿是穴将不再是部位不固定的穴位了。事实上,以前的临床经验也告诉我们,阿是穴的位置,也是相对固定的。如阑尾炎时,就会在阑尾穴出现压痛点,胆囊炎就会在胆囊穴上出现压痛点。同样,每一块骨骼肌发生肌筋膜炎时,也会有其特定的、相对固定的阿是穴。因此,激痛点理论实际是总结了阿是穴分布规律的一种理论。激痛点理论实际上精准了阿是穴理论,这些激痛点是位于肌肉与肌腱(筋)上,因此,激痛点的准确名称应该是肌筋阿是穴。

激痛点针刺的特点

巩昌镇：如何寻找激痛点呢？

彭增福：临床上，根据患者疼痛的模式，再结合骨骼肌肉的功能评估与触诊，基本上可以准确地判断激痛点所在的位置。所以，寻找激痛点的主要思路在于：

患者的疼痛模式：疼痛的部位，特点与性质。

伴随的症状：自主神经症状及相关神经、血管受压的症状。

功能评估：相关肌肉的功能评估，以判别邻近的或功能单元的多块肌肉中，到底是哪一块或哪一组肌肉受损，从而有目的地在相关肌肉上寻找激痛点。

在可疑的目标肌肉上触诊，如果发现硬结，可弹拨按压，找到其中最敏感的痛点，有时可诱发局部抽搐反应。如果能再现病人的症状或按压后疼痛减轻，基本上可以确认激痛点的位置。

因此，选取激痛点是激痛点针灸疗法的首要原则。不过，对于顽固性肌筋膜疼痛，适当选取远端穴，尤其是根据中医传统经络腧穴理论，循经选穴，仍然很有必要。由此可见，激痛点针灸疗法选穴思路清晰，取穴精准，取穴少而精，有的放矢。因此，临床疗效如桴应鼓，立竿见影！

巩昌镇：您可以总结一下激痛点针灸疗法的操作特点吗？

彭增福：在治疗疼痛方面，尤其是肌筋膜综合征方面，激痛点针灸疗法之所以能立即获得明显疗效，主要在于：①建立在系统、可靠的激痛点理论基础之上，根据现有疼痛等症状，能准确地判断导致疼痛的直接病因——激痛点的位置。②针刺时，通过系统的检查方法定位，牢牢地固定激痛点，以便针刺时能精确地灭活病灶。③顺着肌纤维方向进行扇形针刺或围刺，尽可能地灭活所有的激痛点。④治疗后辅以相关的肌肉伸展运动，恢复肌肉的正常功能。

有鉴于此，本人认为，激痛点针灸疗法如果能结合传统针灸的捻转手法及灸法、推拿、火罐等辅助疗法，将更有助于减轻针刺后的疼痛与不适感，并进一步提高疗效。同时，如果传统针灸能汲取激痛点针刺法的有关理论及刺法特点,也将有利于促进传统针灸理论的发展,并丰富传统针灸手法和提高临床针灸疗效。

巩昌镇: 骨骼肌成了激痛点针灸疗法的关注中心。激痛点针灸疗法的针刺部位和定位方法有什么特点呢?

彭增福: 刺激部位的选择无疑直接关系到针刺的疗效,传统针灸以刺激穴位为主,穴位的位置大多是有一定的定位标准,是固定不变的,而激痛点的位置却因人、因病而异。激痛点是指按压时局部出现的敏感痛点,甚至可引起远端疼痛,有时还可以产生感传性自主神经症状及本体感觉障碍。根据其形成部位的不同,可区分为肌筋膜性、肌腱性、皮肤性、韧带性或骨膜性激痛点等。它的产生常与肌筋膜性疼痛、神经根性疼痛及内脏性疼痛有关。它是激痛点针灸疗法的主要刺激部位。激痛点常位于肌腹中央、肌肉肌腱交界处及肌肉附着骨骼处。每一块肌肉都可以产生独具特征性的疼痛与感传痛。正因为如此,医生可以通过病人对疼痛部位的描述,推断激痛点可能的位置。医师主要通过触诊,再辅以检查时病人对于疼痛的感受,以及检查时肉眼观察到的局部抽搐反应,才能确定其部位。检查时,先轻轻地触诊肌肉中的硬结,然后仔细寻找硬结中剧烈的点状压痛,该压痛点即激痛点。

巩昌镇: 激痛点针灸建立了一套触诊方法,这些触诊方法有别于寻找阿是穴的方法吗?

彭增福: 根据其激痛点所处位置的不同,触诊定位方法主要有 3 种,即平滑式触诊、钳捏式触诊与深部触诊。平滑式触诊,即以手指来回推动检查区的肌肉组织,以便仔细地寻找其中的条索状物或硬结。硬结直径一般为 1~4cm,其大小主要与激痛点的活动性有关。这种方法主要用于浅表的肌肉,如斜方肌、股直肌、掌长肌等。钳捏式触诊,即在拇指与其他手指之间牢牢地钳捏住检查部位的肌肉组织,以前后推动的方式寻找其中的硬结。当确认这一硬结后,沿着其长度可定位出小结及其最大的压痛点,亦即激痛点。这种方法主要用于身体体表游离缘肌肉中激痛点的定位,如背阔肌、大圆肌、胸大肌外侧缘的激痛点。当平滑式触诊及钳捏式触诊无法触及激痛点时,便需要采用深部触诊法。即将手指放在检查区的皮肤表面,然后朝特定方向施加压力,当引起局部性的压痛,与患部感觉到的疼痛一致,并伴有相关的运动障碍时,它便可能是位于深部的激痛点。这一方法主要用于体内深层肌肉,如腰大肌、腰方肌等激痛点的定位。

激痛点针灸的刺法特点

巩昌镇：操作激痛点针刺时，针具有什么特殊的选择和要求吗？

彭增福：针具选择主要是由医生个人的喜好与技术娴熟度而定。在激痛点针灸疗法中，较粗的针具能对所穿透的组织密度与质感提供较好的触觉反馈。针具长度常以能碰到硬结中的激痛点为原则。一般而言，对于大部分浅表肌肉可用 22~26 号 40mm 针具。而对痛觉过敏的患者，则可用 28 号针甚至 30 号针。使用细针时，常常难以清楚地感觉到针尖所穿过的组织，而针尖也较容易被致密的收缩结节所偏折。如果易出血，则选用 28 号针或 30 号针。30 号针更具弹性，其针尖更易被收缩结节所偏折，无法提供触觉反馈以做精确的刺激。在较厚的皮下肌肉里，如臀大肌或脊椎旁肌，则通常需要 22 号 50mm 的毫针。一般 22 号 70mm 的针具通常可达到最深部肌肉的激痛点，如臀小肌及腰方肌，对于肥胖病人，有时可能需要 90mm 长的毫针。可见，激痛点针灸疗法所用针具较粗。因此，易发生晕针，还易产生针刺后疼痛及不适感，有时可持续 24 小时以上，甚至 2 天。相对而言，为减轻针刺过程中的疼痛，传统针刺疗法的针具正向着精细化方向发展。目前一般使用 28~34 号毫针。因此，只有在针刺手法过于粗暴地强烈刺激时，才会引起取针后疼痛感，即使有针后不适感，也很少会超过 24 小时。如果使用粗针强刺激，同样会易晕针，产生针后疼痛感，并持续十余天。但是，临床上为了提高疗效，许多针灸名家如王雪苔等仍主张用粗针治疗，而不赞成细针刺法。

巩昌镇：在经典针灸中，迎随既是针刺的方向，也构成补泻手法。激痛点针灸是如何规定针刺方向的？

彭增福：除了安全因素需要适当调整针刺方向外，传统针刺疗法虽然也有迎随补泻手法、围刺等针刺方向的变化，但更多的时候强调对腧穴进行直刺，并不强调与肌纤维走向的关系，至于对阿是穴刺法的系统描述，现代医家虽有提及，但远未系统化。不过，无独有偶，元代《窦太师针经》谓针刺天应穴，即阿是穴时，须"卧针刺之"。这就是说，对于阿是穴应用斜刺法。这一方法在近代得到了进一步发挥。多家研究证实，阿是穴斜刺优于直刺法。《灵枢·官针》："齐刺者，直入一，傍入二""合谷刺者，左右鸡足，针于分肉之间"。这种"齐刺"三针刺一穴,"合谷刺"一穴多向透刺的刺灸法,应该就是一种主要朝向病灶区斜刺的方法。激痛点针灸疗法则明确强调进针与提插应该顺着肌纤维方向进行。因此,这需要操作者对肌肉解剖相当熟悉。对于表浅的激痛点,针刺时,将激痛点固定在两手指之间,并在距其 1~2cm 处进针,针尖与皮肤约成 30°,顺着肌纤维方向刺入皮肤。采用钳捏式定位并固定激痛点,针刺时,须将激痛点牢牢地握在拇指与其余手指之间,针尖也沿着硬结中肌纤维方向直接刺入。

巩昌镇:激痛点针灸疗法对针刺手法有其他特别要求吗? 激痛点针灸疗法对经典针刺手法有什么新的发展吗?

彭增福:为了预防针尖因患者突然的动作,如惊跳、打喷嚏、咳嗽等而刺入不必要的组织或器官,激痛点针灸疗法更强调刺手必须紧紧倚在患者身上。以拇指、食指持针,以中指、无名指紧贴患者针刺部位的皮肤。尤其是在上背部及胸部或其他主要脏器表面时,或当针尖朝向主要的动脉或神经时,这种方法尤为重要。传统针刺手法虽有各种提插、捻转、呼吸、迎随等不同补泻手法,但许多手法的实际疗效并未得到临床医生的认同,而激痛点针灸疗法主要采用快速提插法。针刺提插速度以 20~30 次 /min 为宜。强调在固定硬结的基础之上,直接刺入其中的激痛点并快速提插。它既可避免因局部抽搐反应(LTR)引起的肌纤维损伤,又能轻易地刺透激痛点,诱发 LTR,从而彻底灭活激痛点,如果肌肉的某一部分存在多个激痛点,且每个激痛点都有其独自的硬结,则应对该区域做扇形针刺或围刺,以便灭活所有的激痛点。这种刺法便与传统的"合谷刺"及"围刺"相似。笔者认为,如果能配合传统针刺的捻转等手法,将更有利于彻底地灭活激痛点,减少针刺的疼痛,进一步提高疗效。对于深部激痛点,针刺时,对准其最大压痛处的表面皮肤进行深刺。注意判断针尖的位置,以免伤及不必要的深部组织与重要器官。

巩昌镇:激痛点针灸的靶点是激痛点,目的是诱发 LTR。诱发 LTR 的标志是什么? 这样对刺激强度有要求吗?

彭增福:激痛点针灸疗法强调,针刺时,针尖应完全穿透硬结区域,然后将针尖提至皮下组织,再第二次插进,如此反复,以便尽可能地灭活硬结中所有的激痛点,正因为如此,临床需要较粗的针具。如果针刺准确地刺入激痛点,常会出现 LTR,同时,可能再现病人的疼痛症状。而且,一旦出现 LTR,症状便立即减轻,也就是说,对能否取得良好疗效非常关键。因此,反复提插针刺后不再出现 LTR,才表明这一区域不再存在激痛点。在有效针刺后,激痛点的大部分特征会立即减轻或消失,如自发性疼痛及局部压痛、远端感传痛等均应减轻甚至消失。局部的硬结也变得明显松弛,触诊时硬结不再明显,更难诱发出 LTR。传统针刺法有多种不同的刺激强度,手法繁多,较为复杂。如烧山火、透天凉等手法。临床多以病人局部出现酸麻胀重等得气感觉为度,如果能气至病所,将会取得更好的疗效。正所谓"气至而速效""气速至而速效"。而医生多有针下沉紧的感觉。正如《标幽赋》所述的"气之至也,如鱼吞钩饵之沉浮"。由此可见,在刺激强度方面,传统针刺与新兴的激痛点针刺有殊途同归之妙。如果能将传统针刺的捻转等手法用于激痛点针刺法,则可使针具更加精细化,从而减少针刺本身带来的疼痛与不适。

巩昌镇: 针刺后的牵拉等肌肉伸展起什么作用呢? 针刺后的辅助措施还有哪些? 它们起什么样的作用?

彭增福: 激痛点针刺治疗后,强调通过活动关节的方法,对相关肌肉进行适当的牵拉,以恢复相关肌肉的功能。如果针刺后未予牵拉,则可能导致治疗的失败。一般在针刺之后,病人应马上对被针刺的每块肌肉做3~5次最大范围的主动运动。首次牵拉时,其活动范围末端通常有一定的僵硬感,但再次运动后,其僵硬感会逐渐减轻。针刺后的牵拉,有助于使受累的肌纤维中的肌小节长度均匀地拉长,以缓解其异常的张力,并解除其硬结。除这种肌肉伸展疗法外,还可同时应用局部冷喷疗法进行局部麻醉,以减轻针刺后疼痛及加强镇痛效果;或应用热敷疗法,促进局部血液循环,加强代谢,以清除局部致痛的炎性物质等。传统针刺疗法虽然也有提及配合运动,但不够系统与具体。不过,在针刺后常运用推拿、按摩、灸疗、热敷与火罐等其他辅助疗法,往往能提高其疗效。可见,针刺后的辅助措施方面,两种针刺疗法各具特色,完全可以互补。

激痛点针灸的疗效因素

巩昌镇: 激痛点针灸疗法的疗程是如何制定的? 如何区分不同病情的不同疗程?

彭增福: 一般来说,病人所需要的就诊次数,取决于病人的状况及医生的技巧与判断。如果激痛点未得到及时治疗,且症状一直持续,则所需要治疗次数可能会增加。耽搁时间越长,则所需要的次数就会越多,所需要的治疗时间也越久。因此,对于大部分慢性激痛点,可能需要多次治疗,甚至长达数月。在连续针刺期间,激痛点所致的疼痛与功能障碍会逐渐缓解。当肌腹与肌腱均存在激痛点时,两处均须加以针刺。当功能相关的肌肉群里出现许多活动性激痛点时,则应尽可能将它们全部予以灭活。但每次刺激部位不宜太多,一般每次可选取 5~10 个激痛点进行针刺。如果存在未被确认的持久性因素,如关节功能障碍等,可能会导致针刺疗效不佳,而且会很快复发。如果同时出现肌纤维痛症,治病次数也增加,一般每隔 6~8 周进行反复性针刺。对于病程不长的、急性的肌筋膜疼痛综合征,没有持久性因素的作用及并发症状,激痛点针灸疗法一般 1 次即可明显缓解甚至消除疼痛,1~3 次即可痊愈。现有的研究显示,在治疗腰痛、头痛及颈痛方面,这种激痛点针刺疗效明显优于传统针刺。

巩昌镇:影响激痛点针灸疗效的因素有哪些?

彭增福:在激痛点针灸疗法中,误诊或忽视其慢性致病因素,则可影响针刺疗效,对于病史较短的激痛点病征,如果针刺 2~3 次,仍未能改善疼痛,则需要重新仔细分析与寻找其慢性致病因素。如果仅在感传痛与感传压痛的区域里针刺,而不是激痛点本身针刺;或在激痛点或硬结附近针刺,但未刺中激痛点本身,针刺仅可能获得短暂的缓解。如果针刺的部位是潜伏性激痛点,而非导致疼痛的活动性激痛点,或忽略了其他活动性激痛点,也不会完全消除疼痛。针刺后如果未让患者做相关的活动,在一定程度上会影响针刺的疗效。这些内容与传统针刺疗法大同小异,如元杜思敬的《针经摘英集》:“其病并依穴针灸,或有不愈者何? 答曰:一则不中穴;二则虽中穴,刺之不及其分;三则虽及其分,气不至出针;四则虽气至,不明补泻故。”也就是说,正确的定位、恰当的针刺深度与针刺强度,以及适当的针刺手法是针灸取效的关键。反之,便会影响针灸的疗效。

巩昌镇:我们已经详细了解到激痛点针灸疗法的理论基础、触诊方法、穴位定位、针刺方法,我们是不是用一个完整的例子来说明一下激痛点针灸的全部操作过程?

彭增福:我用肩前部疼痛的激痛点针灸疗法为例来说明一下。临床上,以肩部疼痛为主要临床表现的病症并不少见,如肩周炎、冈上肌腱炎、冈下肌腱炎等。有研究显示,针灸治疗颈痛及腰痛方面,激痛点针灸疗法的疗效显著优于传统针灸疗法。鉴于此,笔者根据有关激痛点专著论及的肩前部疼痛,结合传统针灸手法,采用普通毫针进行针刺,临床效果非常满意。可引起肩前部疼痛的激痛点,主要位于冈下肌、三角肌、胸大肌锁骨部、肱二头肌等肌肉中。现将其具体方法介绍于下。

冈下肌激痛点多是由于该肌肉受到急性拉伤,如跌倒时,手往后伸以求支撑,或者反复地向后伸手取物等。该激痛点常与前三角肌、冈上肌及大圆肌与背阔肌激痛点相关,或共同出现。此外,拮抗肌群的肩胛下肌与胸大肌,也可能产生关联性激痛点(TP)。临床表现:冈下肌激痛点常可引起肩关节深部疼痛,易被误诊为肩关节炎。尤其是晚上,无论是患侧卧位,还是健侧卧位,其疼痛还可向上臂前外侧及前臂手桡侧感传,有时会传至拇指及桡侧两指。上臂在肩部内收内旋时受限,手臂后伸困难,肩胛骨牵拉试验阳性。激痛点定位:多位于肩胛冈正下方,即天宗穴处。不过,通常可发现一个或多个 TP。检查时,病人取坐位,手横跨胸部,抓住椅子对侧的扶手以适当牵拉这一肌肉。在冈下窝进行仔细地平触,可找到敏感的激痛点。激痛点针灸方法:患者健侧卧位,手臂放在胸前的枕头上,上臂外展并且屈曲到约 45°。用两手指固定,将针刺入。可在区域内快速地做鸡爪状针刺,直到不再出现局部抽搐反应为止。注意,针刺不宜过于粗暴,以免穿过冈下窝,引起气胸。

三角肌激痛点:主要见于其前部及后部,引起局部疼痛,很少感传至远端。三角肌 TP 很少单独出现。其次,三角肌前部,常与肱二头肌、胸大肌锁骨部、喙肱肌 TP 一起被活化。而三角肌后部则与肱二头肌长头及腋窝后缘的背阔肌与大圆肌一起产生 TP。其前部 TP 多由于上臂上部直接的损伤,如球类运动或反复地将重物如在肩部夹住等形成。而后部 TP 的形成,则常因注射一些刺激性药物,如抗生素、维生素、疫苗等,或运动时过度拉伤而产生。临床表现包括休息时三角肌部疼痛,运动时加重,尤其是将上臂抬起至水平位时,如饮酒端酒杯时便感困难。伸肘、手掌向前、外展上臂时疼痛加重。外旋也可能受限,以至于手不能上抬包绕头部。伸肘、手掌用力向后时外展上臂疼痛加重。激痛点的定位:三角肌前部 TP 位于其肌肉中央位置,一般多在头静脉附近。三角肌中部 TP 在三角肌中部的任何部位。三角肌后部的 TP 在三角肌后缘肌肉中间的肌腹处,比前部 TP 更靠向远端一些。定位时,上臂稍微外展,保持中度张力,以平滑式触诊方式操作。就像位于肌肉浅表的紧绷肌带,较易诱出局部抽搐反应(LTR)。激痛点针灸方法:患者健侧卧位,在两手指之间固定进行针刺。针刺三角肌前部 TP 时,固定紧绷肌带,将押手放在头静脉位置上,针尖背离血管,以防刺伤血管引起出血。针刺三角肌中部 TP 时,多采用扇形针刺或合谷刺方法,以尽可能地消除所有的活动性 TP。三角肌后部 TP 针刺方法基本同三角肌前部 TP。

胸大肌锁骨部激痛点的形成,多是由于长时间提起或抓住重物反复内收上臂的任务,如手工操作剪刀剪除障碍物等或受风寒湿侵袭、姿势不当、慢性焦虑等,均可使肌肉持续收缩,从而形成 TP。此外,冠心病心绞痛所引起左胸前区感传痛,也可继发性地活化激痛点。该激痛点常与胸骨肌、胸锁乳突肌、斜角肌 TP 一起出现。临床表现包括疼痛主要集中在局部,有时可跨过肩部至三角肌前缘。激痛点定位:平触可发现锁骨部 TP,它常位于胸大肌上外侧。位于胸骨最外侧及腋窝前缘的可用拇指与食指拿捏定位。激痛点针灸方法:针刺时,手指拿捏住含有 TP 的紧绷肌带,以固定其 TP。然后,针尖向上向外平刺。注意不要刺穿胸膜,造成气胸。

肱二头肌激痛点的形成原因有:当上臂前伸举起重物,或屈肘长时间端托重物,或旋后抗阻力,如拧螺丝等使该肌肉拉伤,可活化肱二头肌中的 TP。临床表现包括肱二头肌下端近肘部的活动性 TP,可向上感传引起肩前表面的疼痛,有时延伸至肩胛上区。虽不会出现肩关节运动障碍,但将手抬至头上会加重疼痛。激痛点的定位:病人坐位,肘及手被支撑,肘微屈。在肱二头肌下部,用手指拿捏与滑动,可找到长条形紧绷肌带中的激痛点。激痛点针灸方法:针刺时,病人仰卧,肘关节屈曲约 45°,紧紧地拿捏其 TP。将针顺着肌纤维方向或沿肱骨平行方向刺入,通常可诱导出 LTR。针刺时应避免刺到正中神经或桡神经。前者位于这一肌肉的内侧下端,后者位于这一肌肉的外侧下端。

激痛点针灸的非疼痛病症应用

巩昌镇:我们讨论的都是激痛点针灸治疗疼痛症状的例子,从其名称上看也是如此。您可以举一个激痛点针灸治疗非疼痛病症的例子吗?

彭增福:近期采用激痛点针灸疗法治愈一例顽固性咳嗽,很有意思,特与大家分享:患者,女性,60 余岁,语言表达迟缓,忧郁面容,干咳半年余,否认发热、胸痛、畏寒,也没有咽痒等。经西医 CT 等检查,未见任何异常。抗生素等及中药治疗无效。三周前求治于我。在第一周,我给其开了止嗽散加减并针刺肺十针。第二周复诊,自诉:干咳不但没有减轻,反而加重。记得当时针肺十针时,顺便捏了一下患者的双侧斜方肌,严重僵硬。难道患者的咳嗽与肌筋膜炎有关? 于是,我详细检查了患者的胸锁乳突肌,发现有明显的激痛点,我便针刺了上述激痛点。由于用药没有效,因此,第二次没有用药,当时患者还很不愿意,而且她女儿还特意要我解释。第三次复诊,咳嗽减轻了,继续如前针灸。第四次复诊,患者咳嗽已基本消失。

此外,激痛点针灸还可以治疗眩晕耳鸣、静脉曲张等非疼痛性疾病。

激痛点针灸和经典针灸的比较

巩昌镇: 下面我们做一些激痛点针灸和经典针灸的比较。先从穴位来比较吧?

彭增福: 近年来,在中国传统针灸疗法的基础之上,西方提出了所谓的西方医学针灸疗法(western medical acupuncture)或西方针灸疗法(west acupuncture)。由于其主要刺激点是激痛点,所以又称为激痛点针灸疗法或干针疗法。激痛点是指按压时可出现局部敏感痛点,甚至可引起远端疼痛,有时还可产生感传性自主神经症状及本体感觉障碍的部位。它的产生常与内脏性疼痛、神经根性疼痛及肌筋膜性疼痛有关。从其临床特征来看,它与传统针灸学中的阿是穴十分类似,但它更系统,且有其现代医学的理论与临床基础。新近的研究显示,在治疗肌筋膜疼痛方面,激痛点针灸疗法临床疗效也似乎较传统针灸更好。由于它与包括阿是穴在内的传统针灸穴位无论是主治、针感,还是生理病理特征、临床主治均有一定的联系,而且,针刺等机械刺激它也可产生类似循经感传的现象。因此,积极跟踪激痛点与穴位比较研究的有关成果,对于阐述循经感传现象的机制,穴位的实质,甚至针灸治疗的原理等无疑有重要的帮助。

巩昌镇: 经典针灸穴位和激痛点针灸的穴位相互重叠吗?

彭增福: 目前,临床上以肌筋膜激痛点(myofascial trigger point,MTrP)的研究最为广泛和深入。MTrP是指骨骼肌内可触及之紧绷肌带所含的局部高度敏感的压痛点。按压它时,可激发特征性的整块肌肉痛,并扩散到周围或远隔部位造成感传,或称"牵涉痛"。它不同于其他激痛点,如皮肤性、韧带性、骨膜性及非肌筋膜性的激痛点等。根据其是否伴有自发性疼痛,它可分为活性激痛点（active trigger point）与隐性激痛点（latent trigger point）。前者可自发地引起疼痛，而后者在受压下才会引起疼痛。

MTrP 是骨骼肌中可触摸的紧绷肌带中的高度敏感小点。它常常位于受累肌肉的中部或肌腹上，或肌肉与肌腱交界处，肌筋膜边缘易拉伤处，肌肉附着于骨突的部位等。其面积通常小于 $1cm^2$ 的压痛点，持续压迫（10s）或针刺常可引起该肌肉相关区域的牵涉痛，此处亦可触及小结节。

由于 MTrP 所诱发的疼痛可以沿整块肌肉向远端部位传导，产生感传性疼痛，且当机械刺激如针刺它时，可长时间地减轻疼痛。这与针刺刺激穴位的效应十分相似。因此，早在 1977 年，提出疼痛 "闸门学说" 的 Ronald Melzack 等比较了二者的疼痛主治及感传痛路线，发现激痛点与传统针灸穴位具有高度的一致性，二者符合率达 71%。但由于他将 3cm 范围内的穴位与 MTrP 均视为重叠，因此，这一结果遭到 Janet G.Travell 和 David G.Simons 的否定。Janet G.Travell 和 David G.Simons 认为，MTrP 与传统针灸穴位是固定的不一样，每个人的 MTrP 位置都不一样，只是为了叙述方便，才在书上标记出来，没有任何两个人的 MTrP 位置完全一样。此后，Birch S 发现，传统针灸教科书中许多针灸穴位的主治中并没有提到主治局部疼痛病症，通过进一步地分析与比较，他认为，较之经穴及经外奇穴，激痛点跟阿是穴更相似。Hong C Z 也认为，阿是穴与激痛点的位置相当类似，甚至重叠。但是，激痛点理论的创始人 Travell 等并不认同这些观点，认为 MTrP 不同于正常的腧穴，也不同于中医的阿是穴。

我认为，腧穴与 MTrP 确有不同之处。前者不仅有病理属性，还有生理属性，而后者则仅属于病理性。但近年来的研究表明，MTrP 的位置确有与其周围组织不同之处，有其独特的生理特性。腧穴的位置虽然相对固定，但其具体位置也常因人而异。因此，Janet G.Travell 和 David G.Simons 的否定也难以令人信服。

由于针灸腧穴既有远治作用，又有近治作用。这样，所有的腧穴，均应可主治近处的局部疼痛。而 Birch S 以部分针灸腧穴未有疼痛主治为由，否定所有腧穴均可治疗疼痛的事实，这一观点显然有所欠缺。众所周知，早期的针刺部位实际上就是当今我们所谓的阿是穴，即 "以痛为输"。如《灵枢·背腧》说："则欲得而验之，按其处，应在中而痛解，乃其腧也。"后来发展为孙思邈的 "阿是之法"。正是随着这种 "阿是穴" 的增加，人们发现有些穴位的位置相对固定，才逐渐开始有了固定的名称,并逐渐积累,越来越多。随着经络理论的发展,由于许多腧穴位于经络线上或附近,这样,古人逐渐给这些穴位安个"家"——"归经",于是便有了"经穴"与"非经穴"的区别。《黄帝内经》成书时,归经的腧穴只有161个,《针灸甲乙经》问世时,经穴已达349个。由于不同时代、不同医家的观点各异,因此,对同一穴位便出现了不同的归经。直至清代《针灸逢源》问世,361个穴位才有了统一的,并被公认的"家"。在归经过程中,许多不确定因素都曾或多或少地影响到其归经。因此,可以认为,经穴与经外奇穴在本质上是没有区别的。例如,膏肓俞、厥阴俞、风市等在《备急千金要方》是经外奇穴,后来被归为经穴;现在所谓的"阑尾穴""胆囊穴"最初也只是阿是穴,逐渐成为奇穴。其实,它们都位于经脉线上,因此,本质上仍属经穴。上述的研究结果显示,无论MTrP是与经穴、经外奇穴,还是阿是穴相关,均说明它与传统的针灸穴位有着深刻的相关性。

Peter Dosher利用解剖软件和解剖图,共比较了255个MTrP和747个经穴及经外奇穴的符合程度。将激痛点和针灸穴位相距在2cm以内,而且位于同一块肌肉的,称之为对应点。并比较了这些对应点的临床疼痛主治,以及相对应的激痛点的疼痛感传路线与相应的针灸穴位所在的经络分布。结果发现92%的MTrP与针灸穴位在解剖上相对应。针灸穴位中,79.5%的穴位所主治的局部疼痛与其对应的MTrP相似。

由于头颈部及四肢末端的穴位密度大,如果按作者"将2cm以内,且位于同一肌肉内的穴位与MTrP定义为对应点",那么,势必导致多个穴位与同一个MTrP"对应",其结果也肯定会有所偏颇。但是穴位并非一个"点",而是一个"小区"。因此,事实上有的穴位本身就有可能重合。这也可能是穴位的功能只具有相对的特异性的原因之一。因此,可以认为,MTrP与传统的穴位在解剖位置上确实具有相当高的重合率。

巩昌镇:激痛点的针刺部位与经典针灸的差别在哪里?

彭增福:传统针刺的部位,包括经穴、经外奇穴与阿是穴。对于不同类型的疾病,常选用不同的穴位,通常会多种穴位联合应用。但总的来说,对于普通内脏相关性疾病,经穴相对比较重要,而对于"经筋病"则多采取"以痛为输"的阿是穴。

阿是穴来源于《内经》的"以痛为输",其名称首见于中国唐代的《备急千金

116

要方》。原本是一种取穴方法，即病人有疼痛，检查者便在局部按压，如果正当病灶所在处，不管它是不是穴位，按压时病人感到舒畅痛快或疼痛加重，病人就会告诉检查者：啊，正是这一点。无论用灸法，还是刺法，都有显效。激痛点的判断标准之一，也是按压或针刺以后，能否再现或减轻病人的症状。可见，阿是穴与激痛点的判断标准也十分相似。

那么，激痛点到底是与有固定位置的经穴相似？还是与无固定位置的阿是穴相似呢？其实，在临床实践中这两者并没有本质上的差异。因为在早期，古人治疗经筋病，即肌筋膜疼痛之类病症，主要取穴原则是"以痛为输"。如按压天宗穴会出现手太阳经的循经感传，这与冈下肌的激痛点引起前臂及上臂后侧牵扯痛基本一致。其次，阑尾炎常在膝关节外下方的胫腓骨之间出现压痛点，其位置接近足三里穴处。因此，阿是穴虽然位置不固定，但仍有规律可循。再次，穴位的发展史表明，穴位经历了从阿是穴到奇穴，再到经穴的发展过程，可以说，经穴与经外奇穴、阿是穴在本质上没有区别。但是，为了临床、教学与国际交流的方便，逐渐将刺激部位固定下来。当今世界卫生组织进行的腧穴标准化定位正是做的同一类的工作。Travell 等也认为，每个人的激痛点位置都不一样，书中只是为了叙述方便，才标记出来。由此可见，激痛点与穴位，无论是腧穴，还是阿是穴，在本质上并没有差异。因此，有人主张将激痛点并入针灸的阿是穴范围。

激痛点针刺的主要刺激部位就是激痛点。激痛点常位于肌腹中央、肌肉肌腱交界处及肌肉附着于骨骼处。每一块肌肉都可以产生独具特性的疼痛与感传痛。而传统针灸穴位的分布一般以肌腱附着处及肌肉肌腱交界处的关节周围较多见，而上臂及大腿部、小腿后部等大肌肉处反而穴位比较少。由此可见，无论是从激痛点的具体位置、临床特点，还是从其分布规律来看，它都与经穴及阿是穴基本一致。

巩昌镇：激痛点针刺的刺激方法与经典针灸有什么不同？

彭增福：由于病变涉及的部位不同，因此，传统针刺会根据软组织病变所涉及的皮、脉、筋、肉、骨 5 个不同层次而使用不同的针具，古代的九针之说，即是指此。如《灵枢·官针》载："病在皮肤无常处者，取以镵针于病所，肤白勿取。病在分肉间，取以员针于病所。病在经络痼痹者，取以锋针。病在脉，气少当补之者，取以鍉针于井荥分输。病为大脓者，取以铍针。病痹气暴发者，取以员利针。病痹气痛而不去者，取以毫针。病在中者，取以长针。病水肿不能通关节者，取以大针。病在五脏固居者,取以锋针,泻于井荥分输,取以四时。"这些充分说明,不同的针具用于不同的病症。同时,也说明传统针灸所用的针具十分丰富。现代则有毫针、圆利针、三棱针、梅花针、芒针、皮内针等不同针具。此外,还有电针、激光针灸、穴位按压等。而激痛点针刺以灭活位于肌肉中的激痛点为主要目的,所采用的针具,只是传统针灸九针中最为普遍使用的毫针,而没有其他针具。

由于干针是从激痛点注射发展而来,其早期的针具主要是皮下注射器的针头,针具相对较粗,因此,常会引起明显的针后疼痛感。后来,在针灸师的启发下,才重新使用了传统针灸的毫针。即便如此,激痛点针刺的工具也属于传统针刺针具的一种。

巩昌镇: 激痛点针刺的操作与经典针灸有什么不同?

彭增福: 因病灶所处皮、脉、筋、肉、骨层次的不同,传统针刺有相应的针刺深度。病在皮肤,针刺宜浅;病在浅表血络,可刺络放血;病在肌腱,则不宜出血,主要针在肌腱附着点上;病在肌肉,可采取像鸡足样针刺。病在骨骼,宜深刺入骨膜。更有趣的是,这五种不同进针深度的刺法中,其中的"合谷刺",形如鸡足,就是一个典型的扇形针刺,而且,主要用于治疗肌痹,即肌肉疼痛类病症。

激痛点针刺的操作主要在肌肉层进行,因此又称为肌内刺激疗法。为了尽可能灭活所有激痛点,一般主张扇形针刺进行扫散,这与传统针刺的"合谷刺"有许多相似之处。且早在元代就有人主张对于阿是穴采用斜刺的方法。这说明,激痛点针刺的具体刺法也属于传统针刺,只不过刺法简单,远不如传统刺法内容丰富。

巩昌镇: 激痛点针刺的针感有别于经典针灸吗?

彭增福: 在传统针刺中,得气是针刺取效的关键;"气至病所"是基本原则。因此,术者针下有"如鱼吞钩饵之沉浮"的沉紧感;患者有酸麻胀重痛等感觉,有时还可能产生一些自主神经反应。激痛点针刺也强调能诱发特征性感传痛,认为局部的抽搐反应是刺中激痛点的重要标志。相反,对于不同体质的人群及不同病症,传统针刺有时可能会采用较温和的针刺方法,或浅刺,或轻刺激,也就是说,有时并不十分强调得气的针感。如王少白为了尽可能避免强刺激给病人带来的痛苦,创立了"舒适化针灸——糖针"疗法,同样可取得满意的疗效。

巩昌镇：经典针灸讲究"得气"的针感,激痛点针灸要求类似的针感吗?

彭增福：针刺穴位时,施针者常会感觉到针下的局部有一定的沉重感,这种沉重感主要是由于腧穴部位肌肉轻微紧张性收缩所造成的。如果针感强烈,还会出现明显的肌肉收缩现象。即《类经附翼》所形容的"气至,如摆龙尾"。这一现象与机械刺激 MTrP 时出现的局部抽搐现象完全一致。

其次,机械刺激时,病人的主观感觉也大同小异。针刺得气时,大多数受试者可有以酸、胀、麻为主的混合性感觉;少数患者可出现流水感、蚁行感、冷感及热感等。感觉的多样性常与刺激方法及强度有关。如艾灸多为温热感;电刺激出现麻感;毫针刺激多为酸胀感;指压刺激则以胀感为主。感觉的种类还与刺激的部位等有关。如针刺神经时多引起麻感;针刺血管多引起痛感,刺激肌腱、骨膜多引起酸感;刺激到肌肉多引起酸胀感。

穴位区域的皮下及深部组织中有多种感受器,如痛、温、触、压觉感受器等,这些感受器可分别接受不同能量形式的刺激。如毫针的机械刺激,艾热的温度刺激,电针的电流刺激,磁穴疗法的磁场刺激,推拿按摩的触压刺激等。进一步的研究显示,穴位处的感受器,大多在深、浅筋膜分布处。这与 MTrP 的组织学定位也是一致的。

激痛点针刺后也会出现类似"得气"的针感,多表现为钝性痛或锐痛、酸痛、胀痛等。激痛点也包含有多种感受器成分,既有运动小点,还有感觉小点。目前有关激痛点的有效刺激方法也有很多,如干针疗法、注射疗法、肌肉伸展疗法、按摩疗法、激光疗法、热疗法等。

除了局部针感及有效的刺激方法相似以外,针刺二者均会沿一特定路径出现一些感传性反应,如感传性疼痛、感传性自主神经反应等。穴位针刺后,可出现沿古典经络循行线大体一致的循经性感传现象,包括酸胀麻痛,神经血管反应等。尤其是在四肢的感传,其循经性十分明显。在《灵枢·经筋》篇所列十二经筋,系统地叙述了这种感传痛的路径。如"手太阳之筋,……其病小指支,肘内锐骨后廉痛,循臂阴入腋下,腋下痛,腋后廉痛,绕肩胛引颈而痛,应耳中鸣痛,引颌目瞑,良久乃得视,颈筋急则为筋瘘颈肿"。显示古人已察觉到感传痛的现象。

循经感传现象研究显示,感传路线所处的深度随机体部位而有不同,在肌肉丰厚的地方位置较深,在肌肉浅薄的地方则较浅,似乎位于皮下。这表明循经感传与肌肉有明显的关联。

受累的肌肉常有多个不同的固定的 MTrP,而且,每一个 MTrP 都有自己固定的诱发感传痛区域。一个原发性 MTrP 可诱发另一个邻近的 MTrP,第二个继发性 MTrP 又可诱发更远处的 MTrP,从而造成远距离感传痛。这样,原发性与继发性的 MTrP 便形成了一条感传线。每一个 MTrP 均有相对固定的感传线。Peter Dosher 研究发现,在相互对应的针灸腧穴与 MTrP 中,其肌筋膜疼痛感传路线与相应的经穴所在的经络分布完全或基本一致的占 76%,另外至少有 14%属部分一致。除了感传性疼痛以外,机械刺激 MTrP 还可诱发出相应路径的神经血管反应,这与循经感传现象也十分相似。这一切都说明,从针感的表现形式及产生机制等来看,二者临床上也十分相似。

巩昌镇: 激痛点针刺的适应证与经典针灸区别在哪里?

彭增福: 世界卫生组织先后于 1979 年、1996 年公布了针灸的 43 种、64 种针灸适应证。2002 年,再次详细分析了针灸治疗病症的范围及疗效,共列举了107 种病症。国内 2008 年杜元灏等的有关统计分析表明,针灸的优势病种多达16 大类,461 种病症。而激痛点针刺的主要适应证只是肌筋膜疼痛综合征。而且,对于顽固性肌筋膜疼痛,局部激痛点针刺灭活的疗效并不十分满意。相反,根据传统针灸理论,循经远端取穴疗效会更好。因此,传统针刺对于这种肌肉疼痛的取穴方法,并不局限于病灶局部的激痛点。由此可见,传统针刺治疗的范围非常广,而激痛点针刺的适应证相对较窄,后者只是前者的一部分而已。

巩昌镇: 激痛点针灸的主治范围似乎已经超出疼痛症状。激痛点针灸和经典针灸主治范围有哪些相关性?

彭增福: 腧穴针刺可以治疗本经远端疼痛等不适。同样,针刺灭活原发性MTrP 后,也可抑制并减轻其继发性的卫星 MTrP 所诱发的疼痛。说明 MTrP 同样有一定的"远治"作用。其次,二者均可在一定程度反映内脏疾病,并均可作为内脏疾病的有效治疗部位。穴位是人体脏腑经络之气输注并散发于体表的部位,是与脏腑经络之气相通并随之活动变化的感受点和反应点,也是针灸的施术部位。因此,历代医家都把腧穴和异常反应点作为诊断疾病的重要依据。如《灵枢·九针十二原》说:"五脏有疾也,应出十二原,十二原各有所出,明知其原,睹其应,而知五脏之害矣。"这说明腧穴和"异常反应点"可以在一定程度上反映脏腑疾病。在近代,也发现了一些非常有价值的新腧穴和异常反应点。如阑尾炎患者的压痛点一般都在阑尾穴或天枢穴,胃溃疡的患者多在承满穴或右溃疡点有压痛,急性黄疸性肝炎多在至阳穴或肝炎点有压痛,良性肿瘤多在新内郄穴有明显的异常反应,恶性肿瘤多在新大郄穴有异常反应。经临床验证,都有一定实用价值。由于肌筋膜炎不仅可以引起疼痛、肌肉运动与感觉障碍,还可引起一些感传性自主神经功能障碍,如血管收缩、局部肿胀、流涎、头晕、耳鸣、汗出异常、腹泻、便秘、月经紊乱、痛经等。因此,一些表面看起来是内脏疾病的症状,但实际上可能是 MTrP 引起的。针刺灭活这些 MTrP 可以帮助减轻或消除这些症状。其次,MTrP 还可作为内脏疾病的病理产物而存在。内脏疾病的牵涉痛常涉及一定的皮肤区域、特定的肌肉或内脏的体表投影区。不同的疾病均有其相对固定的牵涉区或感传区。如心绞痛,可放射到胸大肌、肩胛间区、左肩和左上臂内侧等;输尿管结石的绞痛沿患侧腹直肌的边缘向侧腹部和腹股沟,甚至向会阴部及大腿内侧等;前列腺痛向会阴、腰骶部及外生殖器等处放射;女性盆腔疾病疼痛向腰骶部及会阴等处放射;哮喘患者有后头部沉重感,肩部酸胀感,上肢的拇指桡侧也会出现反应等。

巩昌镇:如何处理激痛点针灸与经典针灸之间的关系?

彭增福:基于激痛点理论的西方针刺疗法,其治疗疼痛类疾病的疗效也十分卓著,影响也越来越大。近年来,西方针刺疗法不仅在理论上、临床应用方面得到了相当程度的认可,而且其有关内容正式纳入大学的正规教育。如英国的赫特福德大学(University of Hertfordshire)便开设了西方医学针刺疗法的硕士生课程。此外,通过与韩国、日本的针灸界交流,发现他们也已将激痛点针灸纳入了其正规教育。有关激痛点的生理病理特征、诊断方法、产生原因的现代研究也越来越多,日趋丰富。从现有的研究结果来看,传统的针灸穴位与肌筋膜激痛点,无论是在解剖位置方面,还是在临床主治、反应病症、针刺引起线性感传等功能方面,都十分相似。不仅如此,二者在生理、病理特征方面有着千丝万缕的联系,作者将就此另外探讨。为何二者如此高度相似? 激痛点是针灸腧穴的一个分支,还是传统腧穴的重新发现? 这些仍有待进一步深入研究与探讨。如果二者完全一致,这无疑将是传统针灸学的一个重大发展,也将为针灸学率先走向科学迈出坚实的一步。

巩昌镇:激痛点针刺的崛起对针灸医师的知识结构形成什么样的影响?

彭增福:一个合格的针灸医师,除了学习传统的中医理论以外,还必须学习许多西医课程,如人体解剖学、组织与胚胎学、生物化学、生理学、病理学、药理学、西医诊断学、西医内科学、西医外科学等。其次,中医骨伤科学、中医妇科学、中医儿科学等中医专业课程,也包含了必要的现代医学内容。有关激痛点理论所涉及的内容,主要是肌肉的解剖与功能、肌肉的触诊与评估等。这些内容可以包含在解剖、骨伤等专业课程之中。

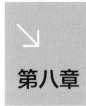

第八章

穴有瘢痕　针到松解

——与刘宝库博士关于瘢痕松解术的对话

刘宝库博士,1988年毕业于长春中医学院针灸骨伤专业,为联合国人类非物质文化遗产中医针灸传承人张缙及李振全"滞动针"亲传弟子、海外基地传承人。刘宝库博士1992年赴美,经过三十年二十余万人次临床研究,十五余年的人体解剖研究,上千次自身针刺体验,在传统基础上借鉴现代理论,创立"筋膜瘢痕针刺松解疗法",安全、高效、易学、易用、易传承,充分发挥了针刺手法在运动创伤、劳损、退化及各科术后瘢痕粘连、颈椎病、肩周炎、腰椎间盘突出、膝关节炎等各种疑难杂病上的优势。曾任纽约州执照针灸医师公会两任副会长;现任世界中医药学会联合会滞动针专业委员会副会长、中医手法专业委员会第一届理事会常务理事兼副秘书长、人类非物质文化遗产中医针灸传承工作委员会常务理事等。

针灸瘢痕松解术的概念与理论

巩昌镇:我们开门见山吧。宝库博士以瘢痕组织松解术著称于美国针灸界。瘢痕松解术作用于瘢痕穴。什么叫瘢痕穴?

刘宝库:瘢痕穴包括了阿是穴、阳性点、敏感点、扳机点、激痛点、压痛点、反应点、条索、结节、紧张点等,因为上述穴位物质基础是筋膜增生的病理产物——瘢痕组织,是我针刺松解的靶目标,故统称为"瘢痕穴"。按筋膜结构可以把穴位分为不同的层次,重点研究各个层次瘢痕穴位对细胞、组织、器官及身心健康的影响,探索不同针刺手法如何干预这些瘢痕组织,使其松解、微创、再生、重

123

建、愈合,找到手法规律、穴位组织结构,以及此类穴位局部与整体的对应关系并探求其机制,归纳出规律性治疗思路,可以明显提高针刺临床疗效。

巩昌镇:您能给我们具体讲解一下瘢痕组织穴吗?

刘宝库:瘢痕组织穴就是筋膜瘢痕组织的最中心点,即靶点穴。它是筋膜组织,是筋膜病变之后形成的瘢痕。这种穴位不是固定不变的,病变部位不一样,它形成的特点也就不一样,我们上面提到的阿是穴、阳性点、敏感点、扳机点、激痛点、压痛点、条索、结节、紧张点等等都是瘢痕组织的不同时期的病理反应,只是叫法不同而已,瘢痕穴找到了他们的共性病理特征。这种瘢痕组织穴实际上是发展了阿是穴,是结合现代激痛点疗法形成了这些理论,可以说它是与古代、现代、中医、西医、筋膜、经筋、针灸、手术、按摩、骨伤等多学科交叉,多学科渗透,多学科糅合,多学科有机结合起来的一种病理穴名,这一个穴位就能代表软组织损伤的病因、病理、症状、体征、诊断、治疗、康复、转归、预后的全过程,这样穴位对临床来讲更有实际意义。它能提示和代表一个整体的概念,不是人们所说的头痛医头、脚痛医脚,从现象去治疗,而不是对实质性的结构问题治疗,当我们进入到这种层次的时候,你就能体会到这种奥秘了。

巩昌镇:筋膜瘢痕组织穴能给我们提供哪些信息呢?

刘宝库:它可以帮我们确定病因(什么引起的?)、确定病理(疾病是如何发展的?)、确定病势(严重到什么程度)、确定体征(有什么样的临床表现?)、确定部位(病变在什么地方?)、确定时间(什么时候得的?)、确定治法(什么方法去治疗?)、确定穴性(这些穴位怎样去扎?)、确定刺激量(多大刺激量?)、确定术式(用什么样的手法?)、确定结论(最后结局怎么样?)、确定病人(不同的病人怎样灵活地去治疗?),所以这样的穴位是看得见,摸得着,感觉得到,并且有客观指标活生生呈现在我们的面前。

巩昌镇:这样您把针灸作用点一下子就定义成了病理穴位点。从您对瘢痕穴的定义看出,瘢痕穴是客观存在的了?

刘宝库:这个瘢痕组织穴位是一个客观存在的东西,不管我们怎么去臆想,怎么去推测,信其有无,它都是活生生长在那里的。找到这个穴位,就找到了病理改变之处,也就找到了病机。特别对于搞伤科的,搞疼痛针灸治疗的,搞按摩的,对这些专业的临床医生来说特别重要。

经筋伤后(筋膜受伤)在康复、愈合过程中产生的"瘢痕组织"是人体伤口愈合所必需的组织,但长错了、长歪了或多余的"瘢痕组织",便成了病理产物阻碍经络气血的运行,也就成了致病因素。根据损伤严重程度等不同情况会形成不同形状的皮上和皮下瘢痕形态,这些病理形态相互间有着千丝万缕的联系,如肌内膜粘连、肌束膜、肌间膜等相互间再度组合粘连成更大、更复杂、更顽固的瘢痕病理产物。

巩昌镇: 瘢痕组织为什么叫瘢痕组织穴,简称瘢痕穴呢?

刘宝库: 因为瘢痕组织跟我的针灸治疗体系有密不可分的关系,它就是我针刺松解术诊断、治疗的物质基础和手法治疗的目标,找到瘢痕穴,就找到了进针靶点,这些点基本上都在瘢痕组织上去找,因为瘢痕组织形成的过程当中,它的这个病变不一样,它有病理改变的过程,有可能当时是一个点,然后由点连成线,后由线连成面,由面连成体,所以说会有临床上复杂的这种形态学的改变。瘢痕穴"有形态":为点、面、线、条索状、带状、圆柱状、块状、团状、球状、囊状、片状、网状、结节、混合状、规则、不规则状等等。

巩昌镇: 瘢痕组织在形成过程中有很多形态学的改变,那么这些形态学上的改变说明了什么呢?

刘宝库: 筋膜瘢痕组织形成过程中会形成不同的形态,是瘢痕组织穴特征之一,这种形态学上的变化,既反映了病情轻重、病势的进退及疾病的传变规律,也决定了我使用什么样的针法和针刺手法去干预其形成过程,达到临床治愈的目的。

巩昌镇: 瘢痕组织在不同的部位形成的瘢痕是什么样的?

刘宝库: 瘢痕组织在中医皮、肉、筋、骨、脉及现代西医的神经,统称"六体"中皆可出现,只要有病的地方就有瘢痕组织存在,特别是慢性病、顽固性疾病,可以说,它存在于人体各个部位,无所不在,无处不有,如肿瘤就是特殊形态的瘢痕组织。任何一个细胞的细胞膜受损后,这个瘢痕组织在细胞膜上形成,细胞膜就变厚了,通透性就不好了,会造成细胞变性、缺血、缺氧,它的新陈代谢就出现了问题,就会造成它的功能不全或丧失。如果瘢痕组织形成在骨头上,骨刺、骨痂就是骨头上的瘢痕。瘢痕组织在肌筋膜、肌腱上时,用手摸就是结节、条索、包块等阳性体征,就是出现了纤维化、钙化,甚至骨化的结果,所以这些形成的病理产物——瘢痕组织,就是我要找到的目标。

巩昌镇: 您一直在研究瘢痕组织穴,您觉得这个瘢痕组织穴与我们中医传统穴位有什么不一样的地方呢？它们各自的结构是什么样的呢？

刘宝库：我讲的这个瘢痕组织穴位跟传统的穴位不完全一样，它是在继承传统腧穴和阿是穴的基础之上发展起来的。传统腧穴是气血凝聚的地方，我讲的穴位是经筋、筋膜损伤后所形成的病理产物，它的结构是经筋、筋膜瘢痕组织。它和传统腧穴有交叉重叠的部分，但瘢痕穴更形象、具体、客观，既可从点到线到立体，还可分不同组织结构（皮肉筋骨脉）与层次，更细化地涉及我们这些穴位的临床应用和临床诊断问题。所以说在临床中，这些穴位的大小不一，但并不是所有的瘢痕组织都去扎针，瘢痕组织是靶，穴位就是靶心，我的下针点就像打靶一样，这么多环，你不能说环环都去打，我们一下打到十环就够了。扎针的时候，怎么去判断，怎么去扎，这一点我觉得非常重要。所以这个瘢痕组织穴位不是一个简单的点，他涉及临床的各个方面，从病因到病理、症状、诊断、治疗、转归、预后、保健等，整个过程对我们都是非常重要的。

瘢痕松解术需要辨证吗

巩昌镇：中医讲究"辨证论治"，对于不同的病证，我们要辨好证，才能因证施治。在治疗疾病过程中，瘢痕组织穴是这样的吗？还是说只需要找到穴位所在就可以了？

刘宝库：辨证论治是中医的灵魂，瘢痕组织穴也遵循这一原则，并且给予细化，更符合现代中西医临床需要。我理解的辨证，不只是证候而已，还包括了循证医学里的证，即证据！我的证据就是瘢痕组织，这就是我们中医经筋病的循证医学！所以说循证医学对我的针灸理论体系提供了有力的支撑。比如说，有人膝盖外侧痛，病人表述和你的查体都能找到这个阳性体征，但是你治疗这个地方是不是一定就有效果呢？临床效果好不好呢？我们知道有时候这是症状而已，但是不是原发就不一定了。有时候阔筋膜张肌，相当于风市穴的这个部位，可能是它的原发病灶，很多情况下，只此一针就可痊愈，膝盖并没动，它也会好。也就是说，这个瘢痕组织穴，给你的是一种假象，但临床医生要学会通过现象看本质。所以说，辨证施治要活学活用，并非一成不变的死教条。

巩昌镇：这个瘢痕组织穴有没有脱离经典针灸呢？

刘宝库：不但没有脱离，反而走得更近了，我是在继承这些经典针灸基础上,整合多学科知识为针灸服务,创新、完善、发展了针灸理论以适应现代临床需要,把穴位用瘢痕组织去表达,更一目了然,更生动、形象、客观、科学地表达出来,把经典针灸现代说,把经典的病机用筋膜瘢痕组织病理去阐述,使之更容易被理解接受。

巩昌镇:瘢痕组织形态学改变对我们临床诊断疾病有什么样的意义?

刘宝库:通过瘢痕组织的穴位形态学的认识,可以去推理它是原发还是继发,找到疾病传变规律,以此我们可想而知,它是有重要临床意义的。这些瘢痕组织可以代表病理上的改变,比如说对筋膜组织来讲,正常时应该是很薄的、有弹性的,但是出现增生后,这个筋膜组织会变得钝厚,收缩就会受限,延展度不够,出现临床很多的复杂证候。大家都知道,筋膜组织有塑形功能,它病变以后增生形成的各式各样、不同形态的瘢痕组织,也是体现了这一功能特点。因此,对我临床用什么样的针法与手法起到了指导性作用。

巩昌镇:瘢痕组织的大小对临床疾病诊断的意义是什么?

刘宝库:从瘢痕组织的大小可以判断这个疾病进退、轻重及治疗后的康复过程等。大家临床上会遇到这种情况,很多病治完了之后很快就会反复,或者很容易复发,这说明大多数情况下这种瘢痕组织我们并没有清理干净,还有残余。就像救火一样,没有把火完全扑灭,留下火种,临床上的疾病具有反复性就是这个道理。特别是在伤科,我们看得见、摸得着比较容易懂,这个瘢痕组织前前后后大小转变过程,对我们临床的诊断治疗、转归预后有重要参考价值。

巩昌镇:瘢痕组织除了形态学改变和大小改变之外,还有对临床疾病诊断有意义的其他表现形式吗? 另外,我们在临床诊治疾病时要注意些什么?

刘宝库:还有很多其他的表现形式,我这里不能一一列举,只列举一下临床上我们摸到、听到有些部位会出现的弹响阳性体征,这是我们临床常见的现象,都是瘢痕组织的特殊表现形式之一,虽然有的病人并没有症状,但我知道这一定是病态,这些响声一定不是正常的,大部分都是筋膜瘢痕组织所导致的。就像我们开车一样,新车不会响,只有旧车才会出现杂音。临床上我们讲的有声响的关节活动或手下的感觉,出现这些不正常的现象,都是瘢痕组织的表现形式,具有诊断和治疗的价值,对以后的转归预后也有重要的参考价值。

巩昌镇:瘢痕松解术治疗的目的是什么呢?

刘宝库:瘢痕松解术就是把这些筋膜瘢痕组织清掉,让这些组织还原其生理功能。比如说,我们正常的组织是非常柔软有弹性的,一旦病变,不是痉挛了就是变硬了,再严重就是纤维化和钙化。我的治疗目的就是用针刺手法把这些东西变回原来的状态,有正常的生理功能,我把它叫作逆病理顺生理,把这个病变逆转回去,就是把这个硬的变软,紧的变松,厚的变薄,短的变长,有声响的变成无声响,让肌纤维之间分离,层次清楚,让各个组织各归其位,各司其职,功能协调健全,使筋柔韧、耐劳、有弹性。从而解除这些病变的瘢痕组织对神经血管、组织、器官等的压迫、卡压、缠绕等,恢复机体动态平衡。

巩昌镇: 瘢痕组织松解术的作用机制有哪些呢?

刘宝库: 从传统理论来讲,就是使经络畅通,气血顺行,通则不痛。通过瘢痕松解术手法操作后至少有下列一些方面作用:

(1)刺激到了筋膜瘢痕组织中的 γ、δ 神经,牵张感受器,高尔基腱器等使内外膜筋膜、肌肉组织跳动,调整了肌张力。

(2)"拨乱反正":扯抖、剥离、松解筋膜瘢痕组织造成的粘连。

(3)还原筋膜生理功能:恢复其正常转化过程,还原筋膜柔性、韧性、弹性等正常生理功能状态。

(4)筋膜瘢痕组织快速改善:瘢痕组织由紧变松、由厚变薄、由硬变软、由短变长,达到了"松则不痛"的目的。

(5)改变生物力学:快速减轻筋膜组织张力、力线,扩大活动空间。

(6)影响流体力学:平衡渗透压,调整 pH 值。

(7)解除机械卡压:解除瘢痕组织对组织器官等的卡压、挤压、缠绕等。

(8)恢复新陈代谢功能:使病变的细胞充分得到供血、营养;供氧,增强有氧代谢,恢复新陈代谢功能。

(9)调动愈合潜能:调整了交感、副交感神经,促进干细胞分化、增殖,加速瘢痕组织松解、消溶等转变过程。

瘢痕针刺松解术的操作和应用

巩昌镇: 筋膜瘢痕组织松解术针刺治疗的基本原则是什么呢?

刘宝库: 松解术的松是松开、松软、松弛、松散、松绑之意也;解是解锁、解囊、解开、解套、解放、解结之意也。松解术改变筋膜瘢痕组织结构使其紧的变松、硬的变软、短的变长、厚的变薄、弱的变强。目的就是松瘢、溶瘢、平瘢、消瘢；解除痉挛,经筋柔韧,解除卡压,松则不痛；疏通经络,气血无阻,通则不痛。简而言之,我的治疗原则就是把临床这些阳性体征瘢痕穴化有形为无形,变阳性为阴性。

巩昌镇：这些瘢痕组织穴在临床上怎么去找,也就是怎么去取这些穴位？

刘宝库：首先要一双敏感的手,在"六体"上去找,只要有病,则皮、肉、筋、骨、脉、神经皆有之,或按筋膜力线关系去找,按肌肉起止点、筋膜间隙、肌肉的比邻关系去找,又可按阴阳、按动态和静态区分等方法去找。很多情况下,我们大多数人在临床实践中,一般是在病人或坐或卧的静态情况下去取穴,这样取穴是远远不够的。在静态时取穴,瘢痕组织病灶比较明显。在不负重的情况下,肌肉没有张力,正常的组织放松,这些病变的瘢痕组织才会很容易体现出来,所以静态取穴有这方面的优点。但是有的病人在静态中并没有症状,在运动的情况下或者在某一体位,病人才会出现症状,这种情况在静态时可能找不到病变部位,要在动态情况下再去找这些瘢痕组织穴位。所以说在静态当中,瘢痕组织找不到或者治疗效果不好的时候,大家是否换一个思路,在动态当中重新去查体,找到这些瘢痕组织穴位。希望大家临床当中多去体会一下这方面的思路。

巩昌镇：您在临床上都是通过怎样的方式来取瘢痕组织穴的？

刘宝库：我有一个习惯,看病查体特细,不放过一点儿蛛丝马迹。或循经取瘢痕组织穴,循经包括循经络、循经筋、循神经,按他们的走行、走向去取穴。还有按筋膜的力线也好,筋膜的网络也好,通过这方面的知识构架去找这些穴位。这些筋包括肌腱、韧带、关节囊等这些地方都是瘢痕组织容易形成的部位,容易导致临床一些症状,是瘢痕组织穴最多形成的部位。

还有循骨取穴,什么叫循骨取穴？骨头边,股骨头这些粗隆凸起,都是筋膜附着处和力线交叉点、着力点支撑点的作用部位,瘢痕组织容易出现问题的部位。取穴并不是那么简单,方方面面我们都要去体会,特别骨的方面,骨伤科的疾病,这些骨头的周围,要立体地去看,并不是说在平面上去找这个穴位。我刚才跟大家讲过,瘢痕组织穴位是千姿百态的,并不是就那么一种方式,是多维多角度多种方式存在的。

临床当中,我们传统的方式就是量取穴,我们在上学的时候拿尺子去量,后来我发现一个方法,用橡皮筋画了一个弹性尺子去量取穴位,那时候我对穴位的认识程度还不那么深刻,只是按照老师和书上教的,用这个橡皮尺去量。那个时候,同学们认为这个方法还不错,能够达到均匀量取穴位的效果,就是可以在动态的情况下,去量取穴位,相对来说,那个时候觉得还比较准,现在看起来不是十分科学的,有地方是对的,但并不十分吻合。

不论如何取穴,临床当中还是要手摸心会,在术者的手下找到这些东西。搞按摩的也好,搞伤科的也好,手下所查到的才是我们临床的客观指标,中医的四诊合参当中也提到了这一点,就是"望闻问切"。

巩昌镇:中医有望闻问切四诊,那这四诊中为什么把切诊放在后面呢? 切诊与瘢痕组织穴的取穴有什么联系吗?

刘宝库:我也曾经思考过这个问题很久,四诊顺序的排列,是人为规定的呢? 还是根据自然规律确定出来的呢? 在我临床中,特别是在伤科临床当中,前面三诊的临床资料综合起来之后,你有可能有一个大概的评估,评估过程能不能落实到临床实践,就要进行切诊来验证前三诊的咨询是否客观、准确。切诊不只是切脉,他有广泛的内涵,包括临床触诊和临床查体。切诊是我找到这些瘢痕组织穴位必不可少的一环,切诊就是临床精细穴位查体,不动手找这些客观存在的东西,第一手资料会丢失! 所以这个"切"转换成摸取很重要,摸取你才能得到客观的实实在在的东西。

巩昌镇:对于那些不方便测量的部位应该用什么方法来取穴?

刘宝库:如果测量取穴不便,可以观察"看取"或摸取。比如说环跳穴,临床当中你不一定能扎得到,但是当你看着取的时候,臀部侧卧位的时候,从肌间沟里面去取,你能看出来这些穴位在什么地方。这些凹陷、凸起,这些有病变的地方你能观察出来。正所谓"眼见为实",你看到的东西,摸到的东西,触及的东西,才能算真实的东西。当然,摸取还是我最后一道取穴程序。

巩昌镇:还有一些穴位你通过以上的方法都不能发现怎么办?

刘宝库:那我们还有一种抓取法,就是把肉抓起来,把皮抓起来。有的同学以前也提过这个问题,抓取时,抓不起,肉有僵死感,怎么办? 那就要抓起来看看浅筋膜、组织粘连程度,找到最紧的地方,到那里去找瘢痕组织穴位。不管怎样去查,咱们的最终目的是在穴中去找穴,并不是找到穴就完了,穴中还有靶点,还有穴中穴,大家这方面要用点心,这样不但诊断准确,在提高疗效上也十分重要。有的地方还要去捏取穴,就是把肉拿起来捏一捏,看看它的软硬程度、疼痛程度,比如说小腿,跟腱炎,跟腱捏一捏,看看这个瘢痕组织到底在哪里,是在表面? 在深层? 还是在里面呢? 这样你才能把这个穴位找得很全面。

巩昌镇: 临床上除了以上这些方法,还有其他的取穴方法吗?

刘宝库: 如果用以上方法都不能取到穴位,那就可以捻取穴。比如说肱二头肌腱疼痛,可能并不是全部筋膜出现问题,而是某个个别的小的纤维有断裂,有损伤,那样你就把这个肉放在手里捻一捻,这样才能把病灶的瘢痕组织找得更清晰,这样在扎针的时候就不会滥伤无辜。

方法我只是简单地列举一下,临床当中需要自己去体会。

巩昌镇: 这些瘢痕致病学说例如瘢痕组织穴位和瘢痕针刺松解术都适合哪些病症?

刘宝库: "瘢痕针刺松解术"是一门标本兼治的技术,不但有即时效应,更有远期疗效,有光谱治疗效果。除了常规针灸适应证外,以下疾病更具特色:

1. 各种顽固性头痛、头晕、健忘、中风。

2. 失眠、抑郁症、焦虑症、恐惧症。

3. 关节病、颈椎病、肩周炎、腰椎病、各种肌腱炎。

4. 车祸、运动损伤、外伤、各科术后粘连后遗症。

5. 内科疑难杂病,如结肠炎、克罗恩病。

6. 妇科疾病,如子宫内膜异位症、卵巢囊肿、输卵管粘连、痛经、更年期综合征。

内脏感染引起的瘢痕组织或手术切割的瘢痕组织,肠壁上的瘢痕组织、溃疡这些瘢痕组织、子宫内膜移位粘连的组织等等,都可以去治疗,只是用不同的手法而已。皮肤上的瘢痕也可以做,可以让它颜色变浅,让隆起的变平。运动创伤、术后皮下粘连,皮与肉、筋与骨造成的粘连,骨伤科术后造成的关节功能障碍,我们常说的条索、结节、硬化、钙化,还有这些复杂的、长期反复的疾病都是筋膜瘢痕组织导致的,所以都是此法的适应证。

应用瘢痕针刺松解术治疗肩周炎

巩昌镇: 肩周炎是常见病,也是比较棘手的疾病。使用瘢痕针刺松解术治疗肩周炎的效果如何呢?

刘宝库：以前学习的传统的针刺方法，只能说是有效，要想去根、立竿见影就不敢奢求。我谈谈自己怎样认识的吧：

肩周炎是我的筋膜瘢痕组织致病理论中最有代表性的病种，这个病之所以难治就是因为筋膜瘢痕组织增生导致了广泛性粘连，因肩关节这些扎针的地方特别疼，手法太强了，病人受不了，轻了，又没效果。瘢痕针刺松解术能找到最佳针感，掌控病机，所以会产生最佳疗效，立竿见影。其实我认为肩周炎就是我们中医讲的经筋病，也就是现代人讲的筋膜病，与其受累的神经系统、骨骼系统和循环系统，这几方面问题加在一起，就更为复杂了。其实古人早就对这个病认识得非常清楚，但是我们现代人没有把古人的经筋病发展和发扬光大。瘢痕松解术在这方面治疗是强项，能做到立竿见影，多数都会很快治愈。

巩昌镇：您对肩周炎这个病有什么样的独特认识？

刘宝库：瘢痕松解术应用到肩周炎上，可分为瘢痕组织致病学说、瘢痕组织穴、瘢痕组织针刺松解术。

中医也好西医也好，首先要审病求因，要了解这个病是怎么得的，比如外伤，喜欢运动的人，关节错位、撕裂伤就非常多见，肌腱炎就更常见。还有手机问题，许多患者来了都说胳膊端得特别疼，特别是肱二头肌腱，一般这个地方都会酸痛，因为这个地方常用，容易劳损。还有就是过度锻炼，以及外伤、车祸、骨折、滑倒，甚至遛狗都容易得，就是因为突然的动作造成损伤。上面这些原因造成的急慢性损伤，损伤之后就造成了断裂、出血、发炎、渗出、粘连等，形成了无菌性炎症慢性疼痛，这些无菌性炎症有个愈合的过程，在愈合的过程中就有瘢痕的形成，就有功能障碍，才导致了复杂的临床症状。我们常见的皮肤损伤后形成的瘢痕是看得见的瘢痕，皮下这些软组织损伤形成的病理改变不也是瘢痕组织么？在我从事松解术临床时，打开皮肤之后我看到瘢痕组织是什么样子的，有的风湿严重到手术刀松解时，因为组织钙化都得换几把手术刀。古人非常聪明，早就找到了这些阿是穴，但是由于条件的限制，它们不能把病认识得这么透彻，但是他们的思想对我们还是非常有建设性指导意义的。

这种瘢痕组织细研究来讲就是筋膜组织的病理产物，只有筋膜组织才是人体的整体观，它能内连脏腑，外络肢节，连接四肢百骸。创伤的愈合过程当中，是通过它形成瘢痕才愈合的。虽然瘢痕组织是病理产物，但也是致病因素。在愈合过程当中,瘢痕的形成不适合组织的需要,或者形成多了,或者形成错了,从而形成疾病。比如说一块肌肉拉伤以后,在愈合过程中,就像绳子一样,断了以后再接上就短了,临床就会有紧、痛的感觉,造成了缺血痉挛疼痛。这种瘢痕组织在不同的组织当中,形成方式也不一样,肌腱、筋膜、深筋膜、浅筋膜、关节囊、滑膜、韧带这些组织当中,产生的瘢痕组织不一样,相互影响,相互粘连,越粘越多,如我说的"橡皮筋理论",形成恶性循环后就会越缠越紧,组织之间、肌纤维之间、肌束之间、肌肉之间的张力压力都会改变,造成了动静脉的卡压,组织器官的缺血缺氧,废物的堆积,浓度的 pH 值改变,时间长了,细胞就会缺血缺氧,死亡崩解,钙化、骨化。中医讲的气血瘀滞,不通则痛,就是这么来的。

巩昌镇:瘢痕组织导致的肩周炎有什么样的症状和体征?

刘宝库:瘢痕组织导致肩周炎,其症状不外乎疼痛、不适、酸楚,或者有肿胀感、紧绷感、僵硬感,活动不便、活动受限,有时候无力怕冷、肌肉萎缩,因为筋膜损伤以后,造成神经的卡压,营养不良,造成肌肉萎缩。例如冈下肌、三角肌、腋神经损伤后就很容易萎缩,以及肩胛上神经卡压,也会引起肌肉萎缩,如临床中常见的方肩。体征表现在筋膜的紧张感,大家每天查体时都会摸到这些穴位,查到这些阳性的穴位,要有准确性,这样治病才有针对性。

巩昌镇:肩周炎都包括哪些病变呢?

刘宝库:平时我们说的狭义的肩周炎是指关节囊的病变造成的关节的冻结期,实际来讲,肩周炎前期、中期、后期都包括了肌腱、韧带、肌肉、筋膜、关节囊、软骨、滑囊炎等这些病变错综复杂的全过程。

巩昌镇:肩周炎受损的这些组织我们用透刺法去扎跳的时候,应该怎样去治疗这个疾病?

刘宝库:第一点就是三角肌前中束瘢痕的扎跳方法。三角肌前束形成的瘢痕组织用的是肩髃透臑会去扎跳;中束形成的瘢痕组织硬块用的是肩髎交叉透刺,透到臂臑穴去扎跳;后束形成的瘢痕组织用的是臑俞透臑会去扎跳。冈上肌瘢痕组织的扎跳,就是肩髃透肩髎,互相透刺去扎跳,这样就连着关节囊、韧带一起治疗了;还有秉风透肩井,扎跳治疗冈上肌肌腱形成的瘢痕组织硬化、钙化。冈上肌肌腱和盂肱外上髁怎么去扎跳? 就是肩井透巨骨去扎跳,让针尖从肩峰下面过去,这样效果才会好,肌腱的硬化、钙化才会打开,巨骨透肩髃、肩髎扎跳。斜方肌这块肌肉组织很特殊,它最大、最浅,功能最大,病变最多,但也最容易治疗,我一般用肩外俞透秉风去扎跳,这个肌肉就会松开;还有就是在膀胱经的第一二侧线,在斜方肌中角下角的时候,扎跳去松解。大小圆肌瘢痕组织的扎法,用天宗穴透臑俞去扎跳,另一种就是天宗透肩贞去扎跳,还有一个是天宗透肩胛下角方向去扎,这样肌肉就都能扎全了,就会马上松开。冈下肌这些瘢痕组织造成的疼痛痉挛,绕着天宗穴360° 一圈整个都给他扎到。天宗透臑俞去扎跳,李振全老师滞动针疗法去扎跳,也可以,效果也非常好。大小菱形肌的扎跳,这块组织病变以后肩关节活动会有声响,就用肺俞、风门、心俞、膈俞之间透刺去扎跳,还有就是第二侧线附分、魄户、膏肓、神堂、譩譆透刺背俞穴,交叉透刺扎跳都可以。再一个就是肩胛提肌瘢痕组织形成时的扎跳,我们关节活动时这个地方的响声最多,常用曲垣透肩外俞去扎跳,附分透曲垣、肩外俞去扎跳。肩胛下肌瘢痕组织扎跳方法我常使用肩髎透肩前,病人躺着的时候,把手伸到腋下去,在天宗穴下面、肩胛骨下面去扎,就是肩胛下肌起点这个位置,把他松开,这块肌肉也是导致手举不起来的原因之一。前锯肌筋膜形成的瘢痕组织,一般是大包透辄筋去扎跳,辄筋透渊腋去扎跳。背阔肌肌筋膜损伤之后形成的瘢痕组织造成功能受限,我会用肩髎透天府;胸小肌这块很容易形成胸廓出口综合征,整个手臂酸痛酸沉、出汗,不舒服,不知放在何处,找到这个病变松开以后,症状马上就会缓解,它在周荣、天溪、胸乡互相透刺扎跳,还有就是中府透肩前扎跳,能把这些形成的硬化后的肌腱条索扎开。肱二头肌腱和肌筋膜扎跳常用的穴位是中府透肩前去扎跳,肌腹要找这些病灶处去扎,或者找对应点,比如说找曲泽去扎,掐头去尾,两头都要管;还有拮抗肌之间、三角肌之间,就是肱三头肌前后去扎跳,给肱二头肌减少负荷,这叫阴阳配合扎法,咱们伤科是这种拮抗配穴。肱桡肌筋膜损伤造成的瘢痕组织,我用肩前穴透刺清冷渊,用长针扎,这样一透就全透开了。关节囊瘢痕组织的扎跳方法,用肩贞、肩髎透极泉,扎到关节缝里去,这样把关节间隙形成的瘢痕组织,关节液堆积造成的关节囊增生形成的占位性病变扎开之后,关节就把它吸收掉,关节就会被扎开。肩髎往极泉透,关节囊的前角能扎开,肩贞透极泉,关节囊的后角能扎开,这样肩关节马上有一种舒适松快感。

巩昌镇:您认为用瘢痕组织穴治疗肩周炎的机制是什么?

刘宝库:筋膜损伤以后形成的瘢痕组织导致肌肉肌纤维缩短异常,筋膜网筋膜链滑动不协调,张力不均匀,造成这些肌肉的起止点骨膜发炎,引起一系列人体动态平衡失调产生慢性疼痛。通过筋膜瘢痕针刺松解术,这些缠绕的筋膜可以完全打开,解除它们的粘连、挛缩和阻塞。中医常说气血通畅,用软组织术语来讲,就是松则不痛,这些组织器官才能得到血液和养分的充分灌注,它们才会有条件、有机会、有能力去还原它们的生理功能,恢复到正常的生理状态,恢复我们人体的动态平衡,特别是我们的肩关节,必须得动,不动,功能就丧失了,所以不能有任何的障碍。恢复它的平衡之后,才有机会使组织柔韧、活动自如,关节的开合间隙恢复到正常解剖功能状态。

巩昌镇: 您刺激的地方为什么会跳?

刘宝库: 我认为是我针扎的时候刺激筋膜上 γ、δ 神经纤维,只要刺激这些牵张感受器、高尔基腱器等,肌肉的内膜、肌束的外膜、筋膜组织的肌张力,大脑给它信号,它就会放松。起到一个拨乱反正的作用,这样才能分离组织的粘连。

巩昌镇: 这种治法的疗效该如何判定呢?

刘宝库: 有病患的主观感觉,也有医生自己的手感,感觉这种绷紧的死肉怎么让他变成活肉,瘢痕组织消失,肌肉筋膜恢复弹性,手一摸就知道你治好了。减轻筋膜组织的张力,减轻组织间的挤压,扩大细胞的生存空间,增加体液血液方面的循环,调整 pH。机械性的神经卡压、血管卡压,给邪气以出路,才能使血管正常循环。就像我们花园里浇水一样,水管用脚一踩,水就流不出来了,血管也是一样,血管一卡压,血流就会减弱,容易产生这些瘀血、血栓堆积。打通气血的通道,气血通畅,通则不痛。改善新陈代谢,使细胞得到充分的血液和氧气供应,是非常重要的。这里讲的气和血,在骨伤科中,这些组织有血有氧之后,才有机会去康复,才能恢复它的新陈代谢功能。

应用瘢痕松解术治疗颈椎病

巩昌镇: 您对颈椎病及其治疗有怎样的个人体会?

刘宝库: 颈椎在人体是一个很特别的地方,它承载着全身最重要的器官,上面连接着大脑五官,下面连接着五脏六腑,是一个交通咽喉要道,这里出现毛病了,全身都会出现症状,而不只是颈椎本身的问题。

关于颈椎病,我个人的体会,颈椎病到底是筋病还是肉病、还是骨病,就是说谁是元凶要分清楚,这样才能把病看透治透,才能全面去恢复。我觉得颈椎病是以软组织损伤为主的疾病,受累及的包括肌肉、筋膜、韧带、关节囊、椎间盘,最后到骨。按中医讲的"五体"区分就是皮、肉、筋、脉、骨,还要加上西医的神经;按照西医就是按浅深层来看。从这一点来看,我认为针灸治疗,特别是针刺治疗颈椎病,就是一个以针代刀的手术过程。用针刺治疗颈椎病,准确点说,它是一台微创手术,一台显微外科手术。所以说研究解剖,不仅是安全的保障,更是治疗疗效更加彻底的重要保障。

巩昌镇:您认为治疗颈椎病时总体应该注意哪些方面?

刘宝库:根据我个人的经验,我列了六条。第一解剖要精细,第二病理要精辨,第三诊断要精确,第四取穴要精准,第五手法要精练,第六疗效要精彩。

巩昌镇:"病理要精辨"应该怎么理解呢?

刘宝库:颈椎病不论什么原因导致的,都有软组织的损伤,损伤的过程就是导致无菌性炎症产生和渗出的过程,组织对它有一个恢复过程,特别是筋膜组织,在恢复的过程中它有增生,粘连形成瘢痕。比如说,外科手术留下的瘢痕可以看得到,里面形成的瘢痕组织损伤我们看不见,但是靠查体我们能发现这些组织,这些瘢痕组织根据损伤的大小、严重的程度等,形成了不同的形状,有筋面、筋柱(圆柱形)、筋包、筋团,筋变硬、变紧等,这些病理产物在发生发展的过程中有着千丝万缕的联系,它们之间可能再度组合粘连,变成更大的病灶,更顽固的病理产物,造成正常组织的粘连,使层次不清,比如皮与肉,肉与肉,肉与筋,筋与筋,筋与骨等结构的改变,解剖位置的改变,久而久之,压迫神经血管组织,使组织失去营养,造成纤维组织的钙化、纤维化、骨化,最后甚至导致残疾。

巩昌镇:对于"诊断要精确"您又是怎样理解的呢?

刘宝库:诊断是治病的前提,不论中医西医,在治疗过程中一定要确定目标,特别是我们针刺治疗,没有目标则没法下针,有目标才会有针对性。精确诊断才会给治疗带来正确的方向。颈椎病临床症状非常复杂,就我临床经验而言,常见病种有近百种,都是从颈椎而来,许多来看病的人并不是来看颈椎病的,这些我称为隐性颈椎病的问题,常见的有失眠、忧郁、疲劳,心情不好的,郁郁寡欢的,脾气不好的,有叛逆心理的,许多都是颈椎的问题导致他们的情绪不稳定。像妇女更年期问题、头痛头晕问题、记忆力衰退、眼睛疲劳、视力衰退、健忘、中风等,这些病我都是先查过颈椎之后再决定治疗方案。我认为人的颈椎是最大的阴阳开关,我们中医讲阴阳,八纲辨证里讲阴阳表里寒热虚实,通过对颈椎病的研究,我觉得阴阳第一应是落实到颈椎上。因为大家都知道,颈椎上的大脑有一个部位叫下丘脑,下丘脑是人体自主神经系统的调控中枢,所以颈椎有问题就常会引起下丘脑出故障,对于这些病症,通过我对颈部的治疗,松解以后,大多数很快明显好转及治愈。颈椎有明显症状时,例如颈痛伴有神经卡压、交感神经、周围神经、椎动脉等的压迫等。颈椎前侧病变导致的例如前侧肌肉筋膜损伤之后会导致颈内动脉血栓的形成,大家听说过也看过这种病人;后侧主要导致的就是椎动脉的压迫,椎动脉受压迫之后,脑后部供血不足,包括小脑、脑桥、脑干、延髓等,这些中枢都是椎动脉供应,进而导致了特别是下丘脑功能失调非常常见,导致内分泌的紊乱,导致常见的妇科病,金医生常讲的小脑针就是通过调颈椎来调丘脑功能的。陆老讲的性功能的问题,也是丘脑供血不足之后,导致性趣缺失,人的精神提不起来,导致甲状腺功能低下、卵巢早衰等。交感神经系统就像油门,副交感神经系统就像刹车系统,它们本应该是配套的、互相拮抗的,但是现在人有这么多压力,似抑郁症、躁狂症、精神分裂症,用这种方法治疗之后,很快就会改变,治愈的也有。所以就是交感和副交感神经系统功能失调了,才产生情绪的失控,丘脑功能已经失调。长期思考、担忧、性格内向、用脑过度,导致脑部过劳,缺血导致丘脑功能失调。人体紧张的反应首先是咬紧牙关、肌肉僵硬,全身骨骼肌收缩,这种病人的疼痛不只是颈椎的问题,全身后背肌肉都是僵硬的,查体的时候一查就知,后背的肌肉都是板状的。因此,在治疗的同时,还要进行心理方面的调试。既然是肌肉筋膜组织等紧张导致的疼痛,那么通过我们中医传统的"望闻问切"就能找到这些疼痛的部位,也就找到了导致上述复杂症状的元凶。我们查体的时候可以结合现代医学 MRI 诊断,特别是 MRA 诊断,对我们结核病的诊断非常重要,对功能测试的 EMG、CT、X 线等现代科技诊断更有说服力,同时也排除一些器质性病变,避免给我们临床带来误诊误治问题。

巩昌镇: 您说"取穴要精准",那么精准的取穴应该怎样取呢?

刘宝库: 颈椎病的取穴要循经取穴,循经我分成几类,一个是循经筋,一个是循经络,一个是循神经,我觉得更应该循经筋取穴,因为经筋上的穴位在健康的时候是无形的,只有在病变的时候才会变得有形。常见的穴位也就是我们中医讲的阿是穴,这些穴位藏在肌腱内或跟骨连接处、筋膜的交叉点、肌腹、筋膜内交叉翻转环绕神经出口等处,找到这些病变部位,才能够知常达变,知道正常的组织之后,才能找到病理的改变部位,这样对治疗的病灶更准确。常见的穴位就是如醒脑开窍的穴位,风府、风池、完骨、天柱、哑门,这些穴位我临床中几乎天天都在用。通过针刺松解术会发生什么变化呢? 在治疗过程中,会把这些穴位从有形变成无形(有病过程中是无形变有形)。颈椎病康复的过程就是穴位形态改变的过程。选这些穴位的时候有主要穴位的问题,主要穴位中还有靶点穴位的问题,靶点穴位还有一个靶心,因为每一个穴位是有形的,靶心就像打靶一样,打到十环和打到别的地方,效果就不一样了。具体的检查方法我分三层——第一项线、第二项线、寰枕筋膜,我在临床上这三层都要松解到,把颈枕部全部打开,椎动脉也好,枕大小神经也好,颞肌、下颌关节都要去松解,前斜角肌、菱形肌等肩背部的肌肉,还有项韧带、多裂肌、回旋肌、关节突、钩突前结节、关节凹、横突间肌都要松解到。

巩昌镇: 在您看来,手法的原则是什么? 能举例说一下什么样的部位适合用什么手法吗?

刘宝库: 手法的原则就是针刺手法达到最佳刺激量。所以解剖清楚了就按层次去扎,多个层次病变的时候用漏屋术,病理清楚之后就决定用什么方法去扎,就是怎么逆病理,还原生理。比如震颤术、提插术、捻转术、烧山火、透天凉、苍龟探穴,适于结节成面状的瘢痕组织,怕冷的就用烧山火针法。层次清楚了,我们就知道到哪里去扎,扎到什么程度,扎多长时间,行手法时用多大幅度,多长时间能见效,多大的频率,多大的刺激量,根据病人的体质,考虑多大的耐受度,这才是辨证施治,才能把颈椎病治疗彻底。常用的这些手法跳动术,分层次去跳,效果才能达到更深部,落针术就是跨过正常组织,在不伤害正常组织的情况下,到病变组织去做手法,像白虎摇头,把变短变硬的经筋组织松解掉。通过这些松解术,就可以使椎动脉减压、神经根松解、筋膜松软恢复弹性。

巩昌镇: 使用这些手法的原理是什么?

刘宝库: 松解术中松就是松开、松软、松绑,解就是解索、解套、解结、解开的意思。松解术的物理改变就是把紧的变松,硬的变软,短的变长,厚的变薄,也就是达到宣老师所说的松而不痛。筋膜是由胶原蛋白组成的,生理状态的时候是呈溶胶状态,病理的时候是呈凝胶状态,熬完了之后呈水样,放到冰箱里又变成冻的了,拿出来加热以后又变成水样了,就好像是冰和水的转化,治病的原理就是这样。通过针刺松解术能够把这些病理逆转,逆转过程就需要得气,得气的目的是给这些组织以能量,人是恒温动物,生命活动、疾病康复需要能量,才能保证免疫系统正常工作,机体才有能力去恢复。针刺松解术就是松开了肌纤维,肉与肉之间、肉与筋之间、筋与筋之间等的病理产物才能融化吸收转变,才会恢复肌纤维、肌膜原来的弹性。这些病变造成了筋膜网结构的不平衡,造成了扭曲,造成每块肌肉之间的解剖位置变小,压力变大,所以造成神经、血管动静脉的卡压、淋巴循环受阻等,出现一系列临床复杂的症状。

巩昌镇:"疗效要精彩"又该怎样理解?

刘宝库:就是疗效要立竿见影才符合《内经》之本意,针入针出,不论久病与新病,我认为最快几秒钟就能见效,经筋就能松软掉,有了弹性,恢复到原来的生理状态,各个组织之间关系融洽,各司其职,各归其位,病症消退,功能正常。

扎 跳 技 术

巩昌镇:扎跳是如何发展起来的?

刘宝库:既然谈到了针刺手法,那就离不开针感。平时我们在学针灸的过程当中对针感的描述只是酸麻胀重等,都是一种主观上的描述。到底有没有客观指标描述得气的现象呢? 这也是我三十年来追求的目标之一。这个得气到底怎么得的,得没得气,得的多少,得到什么程度,对我们的疗效有没有一个客观的指导意义和保证? 经过这么多年的探索,把古书中记载的有关扎跳的只言片语和激痛点疗法与自己临床相结合,在扎跳方面也有了自己的研究和体会。

巩昌镇:为什么要扎跳? 扎跳的具体感觉是什么样的? 这个扎跳是不是我们客观追求的目标,还是我们主观想象的这样?

刘宝库:其实古人对得气描述得最直接、最直观、最客观的,就是有关扎跳的描述。但是后人没有留意这个扎跳的现象,一直以来我们学针灸就是以酸麻胀重的感觉为主,没有太多提及扎跳,有可能是很多人不会扎,重复不出来,是为偶然现象,没有把它列为主要的得气方式。其实扎跳古人早就描述了,《标幽赋》中已经描述"气之至也,如鱼吞钩饵之沉浮;气未至也,如闲处幽堂之深邃",得气"如动脉状",古人对得气的描述已经非常生动形象了。"如鱼吞钩饵之沉浮",鱼相当于我们扎的病变部位,钩相当于我们的针灸针,它们之间的互动关系,所产生的临床效应,就是这种跳的感觉。

巩昌镇: 扎跳有几种分类,这几种分类的扎跳有什么区别呢?

刘宝库: 首先,扎跳的行为分为生理性和病理性。什么是生理性和病理性呢? 就是健康的组织,健康的筋膜组织扎跳和不健康的筋膜组织扎跳。扎健康的组织扎跳时一般是得谷气、得正气偏多;扎到这些病变组织,对我来讲就是这些筋膜瘢痕组织穴,是以祛邪为主,因为都是病变的部位,先祛邪才能扶正,这里面涉及扎针时的正常组织的问题,我以前就说过,健康的穴位和病变的穴位扎法有点不同,在扎的时候考虑的各方面因素也不同。不论如何,在我筋膜瘢痕针刺松解术当中,扎跳得气是必须的,不是可有可无的,是针刺手法过程当中必然有的现象。这种有和没有对疗效的产生至关重要。扎跳与否是由技术的娴熟程度和对针感的驾驭程度来决定的。不仅要针刺手法娴熟,对疾病的病位病性和病理改变也要了解,才能把扎跳变成一种自然的、必须的、每次都要产生的得气现象。如果你扎不到就有可能哪方面有问题了,如果手法娴熟没有问题,一定能扎出这种感觉来。

巩昌镇: 扎跳的临床意义是什么?

刘宝库: 扎跳能够反映每个人的体质,扎跳的另一个临床意义就是,得气时跳的快慢程度和多少,能够判断一个人的康复速度。病越重的人,或者是年龄大的人、体质差的人,扎跳得气就比较慢,扎跳得气不明显,还不容易得气。年轻人、体质好的人,扎跳特别容易。所以,通过针刺扎跳得气能够在临床当中判断病人的转归预后,能有一个客观指标,这都是我们跟踪观察临床现象推断的。扎跳是针灸得气与取得疗效的金指标。

巩昌镇: 怎么去扎跳? 扎跳主要是在哪些层面?

刘宝库: 我所说的这种扎跳只是表面上能够看得见的,能够做出示范的。实际来讲,我们临床扎跳并非如此,不论是在中医传统的描述上,天、人、地,或者西医现代解剖程度的描述上,浅中深筋膜组织的这个层次,我扎跳得气的层次都在筋膜层。我们有许多专家在一起谈论这个问题的时候,大家意见也不统一,我的经验是扎跳针扎在组织结构筋膜层上,因为,在扎肌肉方面,肌肉是挂在筋膜上的,没有筋膜,肌肉是没有附着点的。扎跳的时候,就是这个筋膜组织,筋膜组织并不是只包括我们看得见摸得着的这些银灰色筋膜组织、这些实质性的固态筋膜,实际远远超过这个概念。就谈这么几个实体是远远不能满足我们临床治疗需要的。扎跳组织结构,包括宏观的筋膜组织病变,也包括微观筋膜组织病变,也就是我们常说的皮、肉、筋、骨、脉、神经扎跳。

巩昌镇:扎跳是分层次的,这些层次必须用解剖层次来认识吗? 能不能用中医传统理论来分呢?

刘宝库:扎跳分层次既可以按解剖层次去考虑,也可以按我们传统的天、人、地和皮肉筋骨脉"五体"去分,从哪方面理解都可以。我之所以用解剖的概念跟大家讲述这个问题,是因为这样更清楚、更客观、更直接,更容易被大家理解和接受,并不是脱离了咱们临床的针灸方式,而是为了更好地学习传承,有迹可循,有法可依,有层次可以查找,所以我一直强调筋膜层次这个概念。因为筋膜理论可以代表我们中医的整体观,我为什么没有提其他的一些组织,因为其他组织都是从筋膜衍生出来的。筋膜病变是导致临床形体上疼痛和精神方面痛苦的根源。我一直讲,经筋病、筋膜病是万病之源,瘢痕组织是祸首! 大家临床观察的时候会发现,筋膜导致的病变不只是肉体上的痛苦,还有精神上复杂的病变,就是中医所谓的疑难杂病。这些病的主要原因也都来源于此,所以我把它列为我临床研究的重点。咱们的这个方法可以治痛,而且越复杂、越有挑战性的疾病,越能看到它神奇的疗效。

根据天人地或浅中深解剖结构,扎跳可以分成浅筋膜层扎跳,还有肌间膜之间、肌外膜、肌束膜等这些不同的筋膜层次的扎跳,这是有区别的。扎跳不仅分深浅,这些细节方面也有很大差别,最细的时候可以到哪个神经肌梭上去扎跳,那才是我们筋膜瘢痕针刺松解术最完美的程度,或者是筋膜链、筋膜网、筋膜线等都能扎跳。

巩昌镇:具体而言,到底扎到哪些组织会产生扎跳?

刘宝库:神经可以扎跳,扎到肌纤维表面的时候也可以扎跳;扎到各个筋膜层、浅筋膜、深筋膜、脏腑筋膜上也都可以扎跳,扎到韧带上也可以扎跳,扎到肌腱或者肌腱的鞘膜也可以扎跳,甚至扎到软骨和骨膜也可以扎跳。只要这个组织在人体上是存在的,几乎都可以扎出这个感觉来,只是跳的程度不同,不像肌肉肌筋膜表面那样跳动得那么明显,那么清楚。所以说,扎跳有显性跳和隐性跳,在不同层次的跳,大家临床中要细心体会。

巩昌镇:古人对临床扎跳是如何认识的呢?

刘宝库:就是把扎跳比喻成如鱼吞饵之沉浮。钓鱼的时候,钓大鱼、小鱼或不大不小的鱼,吞饵是不一样的。根据我临床扎跳的程度,可以分成小鱼跳、中鱼跳和大鱼跳,这是由筋膜瘢痕组织病变部位严重程度来决定的。对针下这种跳的程度,描述上是不一样的。

巩昌镇:那么跳的数量到底是什么样子的呢?

刘宝库:我们可以分为单跳,就是跳的一点点,临床扎针时也会碰到,扎针时有那么一点点跳,就是单跳,跳的比较少;还有众生跳,就像众多个人一样在跳,多个肌纤维一起跳。扎的时候根据病变肌纤维的多少,跳的数量是有差别的,并不是跳那一下就可以了,而是把这些肌筋膜病变的瘢痕组织,或是紧张、或是敏感、或是具有实体的这些组织,都能扎出来的时候才能把这个松解完成。

巩昌镇:这个扎跳最后跳到什么程度最佳呢?

刘宝库:如果把针驾驭到非常娴熟的时候,你可以让他怎么跳,他就怎么跳,最后会达到似跳非跳,就是在跳和不跳之间的状态,那个时候的针感既舒服,疗效又好,又能被病人所接受,那就是最佳状态。

巩昌镇:扎跳时针下的感觉是什么样的?

刘宝库:扎跳的状态有时候是产生在针尖下的感觉,还有在扎的时候,还有一种现象,就是滞针。扎的时候,这些病变组织会有把针抓住这种感觉,这时你用滞针的方法,它会有另一种跳动,这种跳动就是针跟肌肉缠绕之后产生拖拉效应的那种跳动感,这种跳动我常比喻成龙卷风式的立体层次上扎跳的感觉。因为瘢痕组织是形形色色的,有各种状态,所以扎针的时候根据我们的手法,根据病变组织形成的穴位的形态等各方面来决定扎针的针刺方法。并不是我们传统的针刺方式如直插、直入和提插捻转的问题,而是根据病变组织的形态组织结构,病理改变程度,大小问题,软硬问题等各方面因素来决定针刺的方法和扎跳得气的程度,所以就存在三维空间去扎跳的问题。根据病变的不同,我们扎的时候是有差别的。

巩昌镇:透刺扎跳对骨伤科有什么作用,怎么样去扎?

刘宝库:病变组织针刺的时候有不同的反应,就是不同形式表现出来这种得气的现象,就像如动脉之状,如鱼吞饵。我们针灸临床医生不但要会制造针感,还要能驾驭针感,控制针感的传导方向,使气至病所。"刺之要,气至而有效,效之信,若风之吹云,明乎若见苍天,刺之道毕矣。"只有针刺达到一定境界才能描述出这种感觉。

　　我对手法的要求是高端精细,同时还涉及刺激量的问题。对于针下的瘢痕组织要有清晰分辨的能力。分辨能力就是对不同组织,针下手下都能感应得非常清晰。"刺皮者无伤肉,刺肉者无伤筋,刺筋者无伤骨",《内经》已告诫我们,针扎进去之后,正常的组织你要跨过去,不要在这上面做手法,这样反而加重病情。

关于针刺手法

　　巩昌镇: 对针灸学生和医生来讲,针刺手法是困扰他们的问题。他们经常问到的问题就是针刺手法在临床中到底起多大的作用,甚至有人问针刺手法是不是可有可无?

　　刘宝库: 针刺手法对我来讲非常重要,这就是我一直追随上述名师的原因,我认为针刺手法在我们治疗当中非常的重要,从历代的古籍书籍记载也好,它所起到的疗效也好,手法都非常关键。手法是我们针灸治疗的灵魂部分,也是最难学的部分。

　　手法跟疗效关系实在太大,在我临床当中不用手法,我就觉得心里没底,没法看病了。张缙老师天天跟我们强调,针刺手法是我们针灸人的高尖端技术,如果没有针刺手法,大家想一下针灸还用不用学了? 随便找个人会扎针就可以了。扎针其实并不难,难的是扎完之后会发生什么现象? 怎么使针具在体内发挥其应有的治疗作用?

　　张缙老师说,"针刺手法是一个博大精深的学问,是针灸人的高尖端技术",看起来很简单,实际上特别复杂,每一个小的动作,都会对临床产生影响。张缙老师给我一句话:疗效是针灸的生命,手法是针灸的灵魂。如果没有灵魂了,是多么可怕的事情。所以说,针刺手法的学习大家要重视起来,根据我的临床经验,把手法学好,特别是在伤科方面的应用,是非常重要的,它能够把针刺手法的神奇作用体现得淋漓尽致。可以说,不会针刺手法的人不要去搞针灸科研,否则,经不起他人的考验,反而会给针灸抹黑。

　　巩昌镇: 针刺手法中讲究针刺的速度,根据速度来控制得气的技巧是什么?

　　刘宝库: 是这样,如落针术,就是针往下一落的时候,就像房顶上掉下一块石头或者往水里扔一块石头激起千层浪那种感觉,针一下去之后,会产生余波荡漾那种得气感和现象。每个病人得气的现象不一样,根据你的手法操作的技巧来决定,你让它像水波纹一样的感觉,还是神经传导方式的那种感觉,麻酥酥的感觉,还是酸胀的感觉,或是有沉的感觉,在你针下都是可以控制的。不同的病人,不同的层次结构,不同的病理改变,等等,分别控制速度,速度是影响刺激量大小的因素之一。

巩昌镇:有些人认为伤科跟针灸之间关系不大,或者说是关系没有那么明显,您认为这种说法对吗?

刘宝库:实际上针灸在伤科当中起到的作用远远超过我们的认识和想象。针灸在伤科中的发挥其实并没有达到淋漓尽致的程度,顶多是用来治疗疼痛及一些不痛不痒的疾病。国外也好,国内也好,大部分人都把针灸看成是一个止痛剂的效果。针灸是治愈疼痛的,而不是减轻缓解疼痛类似于止痛药性质的东西。我在30多年伤科上应用的同时,又发展到内外妇儿科,辐射到这些科的时候才知道,这些相关科目的疾病也能用针灸治疗,并且也会迎刃而解。

巩昌镇:临床上的针刺手法核心能否简单概括成一句话?

刘宝库:我的理解就是针灸针在组织内的运动技巧和产生的可控性疗效。

以毫针为针具,操作有些不同,不是说针扎进去了就可以治疗疾病,必须通过一定的手法操作,才能达到我们应该有的治疗效果。记住,是应该有的效果,不是只是一般的效果,这一点必须记住!

巩昌镇:针灸临床疗效的高低与手法的熟练程度和准确度有关吗?

刘宝库:针灸疗效的高低取决于手法的熟练程度和准确度,希望大家能清楚认识这一点。而手法的熟练程度与准确度取决于医生各方面的素质,他的精神状态,他手下针下的敏感度,对针具的认识把控能力等。

巩昌镇:您认为学习针灸手法的基础条件是什么? 从哪方面去学习?

刘宝库:学习针灸手法要具备起码的中医理论基础知识,起码的解剖知识。辨证论治是我们针灸临床、针灸方法的指导思想,经络、经筋的基础知识是理论基础,有了解剖知识,对这些手法的操作、认识和掌握会比较快一些,容易上手,所以大家有时间就要加强这方面的学习,很重要。针刺入人体后,你一定要知道扎到什么部位了? 在哪里扎针是有危险性的? 这些常识性东西大家要重点去学习。学习这些基本的医疗常识,可以提高我们临床的安全性,什么地方可以扎,什么地方不可以扎。要培养敏锐的手感和指感，练手感非常重要，练习按摩之后，练出指感之后，练出对人体的解读能力之后，在你拿起针的时候，才能知道这个针和机体之间、病变组织之间的关系应该怎么去驾驭，怎么去理解，这一点非常重要。

巩昌镇：您认为针刺中针下反馈的感觉应该是什么样的？这种反馈信息对于临床治疗疾病重要吗？

刘宝库：既然我们谈针刺手法，针在手上，针就是我们手的延伸，针刺入人体以后，你一定要有一个反馈的信息。也就是每时每刻你都可以感知到针下的细微变化，特别是要感知出正常组织和异常组织的不同。在瘢痕组织扎针的时候，要知道针在哪一层，针尖有没有找到？按摩的时候手找到了还不算，那只是一个诊断过程，针刺入人体后，针尖有没有找到是很重要的。所以，练手感不但要在中医天人地这几个层次上分辨清楚，还要按现代医学解剖浅中深各层次组织上分辨明白，它们之间任何一层的变化，你都能用针尖感知探测出来。这些是需要细细地去体会、去临床，去总结，去思考的。要让针尖像长了眼睛一样，针到皮下以后，你对人体的一切组织结构都能"看清楚"，并且能够找到这些病变的部位。这就是我们以前提的，这些瘢痕组织、这些层次的部位和它们的病理性质特点，都要能用手、针体和针尖端解读出来。

我们针灸这一特长，高尖端的部分现代医学都比不了，比如说 CT、X 线，它们可以检测出来一些组织，但是我们针灸人手上检查的东西、针下检查的东西，这些高科技手段还是查不出来的。我们把手练精、练敏感、练熟以后，在临床的应用甚至超过了现代化的检测手段，很多它们查不到情况的这些病变部位，我们手指下、针下都能感知得到。针灸实质上就是一个闭合微创手术的全过程，我们要培养自己通过针下、手下能力去实现。

在针刺手法的操作过程当中，要集中精力去体会手下这些针下组织在动作中的变化，要体味这个反馈过程。看病扎针过程当中，你要立体地去思维，去思考，去应用，到时你就会体会得越来越深，针技越来越高，一直到下针如有神的境界。

巩昌镇：您认为针灸手法对于针灸医师来讲是非常重要的，对于针灸手法的练习您有哪些建议吗？

刘宝库：首先，扎针过程当中做到全神贯注。《素问·宝命全形论》中也提到，"如临深渊，手如握虎，神无营于众物。"就是你在扎针的过程中要用心去体会，扎针的时候，你做的每一个动作，都要知道目的是什么？用心去体会针和人体组织结构之间、和病人之间发生了怎么样的关系？张缙老师一直强调针灸的技术关键不在书内，是在书外，就是在你临床当中，只有亲眼看到，亲手摸到，你才能体会到其中的奥秘。

其次，针刺手法练习很重要，自己体会练针时的感觉。大家练的时候，买几块肉，肥的瘦的都放在一起，一层一层摞起来，每一层都夹上保鲜膜，做好让家人帮忙，放多少层不告诉你，培养你在练手感时能不能感觉到放了多少层，你扎到每层保鲜膜的时候，看手下的感觉是什么样子。人体筋膜病变的时候，阻力就会增加，针尖触及这些组织就会有感觉。这种情况下练熟练之后，在人体上你就会用宏观、微观相结合的观点去看待它的全过程了，这些对临床是有帮助的。

最后还要强调一点，就是自身的练习。等你练习时间久了，知道在什么情况下用什么方法的时候，你就能体会到针灸手法的技巧在临床当中的重要作用了。无论从痛苦方面、临床疗效方面，还是从病人的接受程度来讲，都是非常有技巧的。大家要用自身去体会一下，当你自身体会到一定程度的时候，你也可以找别人去扎一扎，让别人给你扎一下，你感受一下。对我们针灸人来讲，针刺手法操作过程当中，你一定要自己去体会，你在跟病人互动的时候，你要解读得十分清楚，病人的任何反应，你知道反映的是什么？是痛还是对针感的感应？这方面你都要自己去体会，去比较，去鉴别。没有这方面的体会而想把针灸手法练到炉火纯青的地步是不太现实的。我在自己身上练过上千次，才体会到自己学习手法的奥秘所在，希望能够对大家有所借鉴。

巩昌镇：您认为做好针灸手法的关键因素是什么？

刘宝库：谈针刺手法，首先离不开针。针灸针是手法成功的先决条件之一。针灸针是我们针灸人的临床武器，要想成功地使用它，首先你要认识它，它的结构、功能，还有质量，这非常重要。目前针灸针市场上的品牌各种各样，特别多，让我们针灸人目不暇接。有的同学也问过我用什么样的针，对我来讲，我是比较挑剔的，因为做手法针灸针的质量直接影响到我们临床的疗效。

医者对人体层次结构了解多少？刺手与押手的配合度及对人体组织结构能够感知的灵敏度有多少？对各种手法的娴熟程度，适应证掌握多少？等等诸多因素皆影响手法做的好坏程度。

巩昌镇：您能从针灸针的各个结构中详细谈一下您对针灸针的认识与体会吗？在临床中您认为哪种针更好用一些？

刘宝库：首先从针柄上看，针灸针的针柄市场上大概有这么几种，灯笼式的，佛手式的，还有无针尾式的，如管针、塑料针等，这几种针在临床当中应用有没有区别？我谈一下我个人的体会。现在日本针具大部分都是用的塑料柄，我也试过，这个塑料柄和金属柄有多大的差别？针灸针并不是扎进去而已，扎进去之后，是要和身体之间形成一个反馈系统的。对感知来讲，塑料是绝缘的，塑料柄并不是很好，手感特别差，针尖对体内结构的感知细腻程度、准确程度和分辨能力，都不如金属柄的灵敏。金属柄当中，有灯笼式的，还有盘龙式的，还有韩国人发明的无针柄的针，我以前的针是没有针尾的，这种针在临床应用时更方便一些，做手法的时候，可以从头做到尾，从上到下，一气呵成。要是带针尾的话，就阻挡你手的运动了，只能完成一部分动作，不能完成全部。无针尾的针用起来我觉得更方便，更便捷，更为实用一些。针柄一般偏长一点比较好，太短在你握针柄时就超出去了，针柄是控制针体在体内的一种把握，所以针柄的形态对你手法的操作有着非常重要的作用。每个人的体会可能不同，我觉得这种无针尾的针灸针更实用一些。

下面谈一谈关于针体的问题。以前咱们国内用的都是不锈钢针，表面没有处理得那么干净、光滑，很容易生锈，也很容易在临床应用时产生疼痛，扎针、行针时会带着皮跟肉走，易产生不适感。来国外以后，开始使用硅胶处理过的针体，针体表面像挂着一层漆一样，这样就防止了储藏或应用环境改变后发生腐蚀、生锈的问题。另外，它让针的表面变得非常光滑，针入人体以后，你在运针行针的过程当中，显得特别流畅，在穿透组织的过程当中，对组织的分辨能力及针尖的识别能力特别准确。在扎针行针过程中不容易产生这些针带皮肉的疼痛问题。用这种针做手法时，特别是用针尖做手法的时候，有明显的优势。针体不光洁的话，临床中很容易出现滞针的现象，而用这种针在临床中找各个层次之间的瘢痕组织时会变得更加敏锐，因为在行针的过程中不会发生与正常组织缠针和粘连的问题，只有碰到瘢痕组织才会表现出这一特点。

巩昌镇：除了针灸针的结构会对临床疗效产生影响之外，针灸针的粗细、长短还有针体的柔韧性等在临床应用中会有不同的疗效吗？

刘宝库:这个是肯定的。首先说一下针体的粗细问题。针灸针的粗细对临床疗效有很大的影响,粗针以调形为主,治形体性疾病,特别是对我们瘢痕组织来讲,因为不同的针具形态对各种瘢痕组织的结构还原恢复效果是不一样的。细针以调气为主,病情并不是那么严重的时候细针是可以用的,特别是对那些精神比较敏感的人,怕针的人,大家刚开始的时候可以用这些细针去操作,让患者对针灸针没有恐惧感,先给他一个安慰。古人的针灸之所以有那么好的疗效,因为古人的工艺达不到现在这种毫毛这么细的程度。我们可能考虑病人的舒适程度,针才变得越来越细,但对疗效来讲就大打折扣了。针具粗细的选用与瘢痕组织穴位有关,还跟病人的接受程度和敏感度、耐受能力等有关,受很多因素影响,大家要根据临床实际情况去选择不同的针具,发挥它们不同的疗效。

然后是针体的柔韧性问题,即针体刚性的问题。在国外,我们的针具来自不同的国家,我比较过,确实有很大的差别。针体的弹性好不好非常重要,如果针体刚性太硬,针刺时会给病人造成不舒适的感觉,另外,对针灸人的感知程度也明显下降。我喜欢用既有弹性又不那么硬、不那么软的针灸针,大家在检查针具的时候弯一下,弯到90°时让它回弹,能回弹到原状的弹性就越好,韧性也好。这个韧性也很重要,因为针灸针在体内是变化多端的,存在以不同的角度进针等问题,在治疗当中才会体现出它的作用。太软太硬都不好,太硬了就不舒服,痛感特别强,太软呢,你就没法把这个力发挥到针体上,就不会发挥其应有的作用了。

再说一下针灸针的长短问题。很多人用针基本都是一种尺寸,我觉得针灸针的长短也是非常重要的。比如对于肥胖人而言,书上说扎几分几寸的,就不适用了。针灸针的长短要根据病情的需要去选择,因人而异,要根据病人的体质状况、病情、病性、胖瘦,根据瘢痕组织穴位的深浅程度来选择,才能达到应有的治疗效果。量体用针,对症下针。

还有就是针灸针的针尖问题。尖端特别锐利不是我们针灸针所需要的要求标准,古人把针灸针尖描述为松针状,针尖应该是圆钝的,有尖但不是那么锋利。这种针刺入人体后产生的针感是比较柔和的,比较自然。若太锋利,扎上的时候不舒服感马上就会产生,且太锐利会对组织造成较大的损害,对病人的舒适程度和术者针感都有所影响。

针刺手法点评

巩昌镇： 承淡安先生发明了一种方法叫漏屋术，那么什么叫漏屋术？操作时应注意什么？

刘宝库： 漏屋术就是按层次提插的手法，是瘢痕松解术常用手法。不知道大家有这方面的生活经验没，下雨天房顶漏雨的时候，它顺着墙上往下滴水和沿着墙壁往下滑的时候，会有不一样的速度，不均等地往下滑动，它的方向都不是垂直的。大家可以做个实验，你在木板上或玻璃上滴一滴水，然后把它慢慢立起来，看水滴是怎么往下流的。刚才我为什么给大家举这个例子呢？等它遇到阻力的时候，这个水流的方向会改变，那么针尖下去的时候，对这些筋膜瘢痕病变组织，针尖碰到后感觉会有阻力，按层次做手法。我研究的这个针刺方法，要有针对性，并不是盲目地去扎针。针灸在里面做手法的时候一定要精确、精致，而不是说笼统的治疗，针尖的活动范围都是在微米之间，这才能对病变组织达到彻底松解的程度。为什么临床中我们的疗效有时候好有时候不好，就是在这种手法治疗方面做得不到位造成的。

巩昌镇： 透刺这个概念我们都不陌生，但是我们怎么去透刺呢？我们是重视这个透刺的过程还是重视透刺的结果呢？

刘宝库： 透刺的过程并非只是走一个过场，不仅仅是你从 A 城市去 B 城市，你要知道你去的目的是什么，扎针也是如此。透刺要的不只是这个过程，而是在过程当中，针灸针特别是针尖在里面有没有做功，有没有完成他应该完成的历史使命，并不是从 A 到 B，从这个穴到那个穴透刺就结束了、就完成了。我们研究手法的时候一定要知道，在这个过程当中，你做了哪些该做的事情，哪些组织该松了，哪些组织该治疗了，你没有分清楚正常组织和病变组织，一股脑全去做了治疗，这样就造成了治疗层次和疗效的混乱。所以大家以后在做透刺的时候，一定要知道我们为什么要透刺，透刺的目的是什么？我们不只是把穴位串起来，目的是加大它的临床治疗效果，使治疗范围更为广大。所以既要重视透刺过程又要重视疗效，过程的好坏与疗效的高低是呈正比的。

巩昌镇： 使用雀啄术时我们要注意什么？使用雀啄术扎针的目的是什么？

刘宝库： 首先，平时你要注意观察小鸟等，它们吃食的时候是用怎么样的方式，特别是你给它不同的食物时，你看它们吃食的动作是不是一样的。我给大家举这个例子的目的是什么呢？就是雀啄术需要依据不同的病变瘢痕组织的病理改变程度来设定雀啄时候力度的大小和多少，如此才能达到临床松解的目的，否则的话只是形式而已。在不同组织病理状态下，正确使用雀啄术的力度、频率，才能把病变组织打开。

巩昌镇：趟术是一种什么样的手法？

刘宝库：大家是不是有这方面的经验？光着脚丫过河的时候，就怕有玻璃碎片、石头、树根等在脚下，怕扎到脚。扎针的时候你要用这种方式去理解扎针时候的感觉。我举的例子就相当于去找这些筋膜瘢痕组织问题，你的针要去探试，动作要很慢地去找，并不是快步走，这样就把病变的层次给跨过去了。按这个思路去考虑问题，临床实践的时候，就能把病点、手法都搞得清清楚楚，就能非常容易地捕捉到针感的层次和驾驭针感的强度。

巩昌镇：点刺术又是什么样的呢？

刘宝库：在扎针的时候，会碰到像软骨或关节周围出现钙化非常硬的时候，如像一般情况扎针，疗效就不是那么明显，甚至变化不大，遇到这种病变的时候就要用点刺。像张缙老师一直强调的力贯针尖，只有力贯针尖才能把长在软骨上面的这些瘢痕组织点开，按常规的那种方式扎针则没办法松解。

巩昌镇：张缙老师对针刺手法有着杰出的贡献，这一点大家都有共识，他是联合国教科文组织人类非物质文化遗产中医针灸代表性传承人之一，您作为他的徒弟对张老的"二十四式手法"有什么样的体会？

刘宝库：张老师一生都致力于针刺手法的研究，张老师把针刺手法不论是理论方面还是实践方面，都上升到了非常高的层次。他引导我把这么多年来零零碎碎的传统手法重新组合起来，鼓励我自己总结出来，变成临床实用的针刺手法，我把这个针刺手法命名为"筋膜瘢痕针刺松解术"。

张缙老师的二十四单式手法有：揣、爪、循、摄；摇、盘、捻、搓；进、退、提、插；刮、弹、飞、摩；动、推、颤、弩；按、扪、搜、拨。这是张老师根据古代一些名家，窦汉卿、泉石心、杨继洲（张老师特别推崇《针灸大成》，因为它把手法发挥得最辉煌，应用于临床最普遍、最明显，把针刺手法体现得淋漓尽致），以及近代名家郑魁山等，把他们这些针刺手法的规律性的东西提纲挈领地总结出来了，这是张老师毕生的研究心血。针刺手法是非常难学，是不容易标准化的，但是也必须要标准化。针灸是一门技术,没有标准就没法传承,最起码的知识、最起码的手法还是要有标准的。张缙二十四单式手法几乎把针灸各名家的手法都包括在内了,并且把他编撰成了歌诀形式。这二十四手法看起来很简单,但是要理解透还是不容易的。在临床上,想让它发挥无限的疗效,要活学活用,灵活组合。二十四单式手法,每一个手法都非常重要。只有知道每一个单式手法以后,才能知道将来临床上怎么去组合,在千变万化的临床症状当中,才能把手法发挥得淋漓尽致,所以基本功、基本手法必须得掌握,这是最起码的要求。

巩昌镇: 张缙老师的"二十四式手法"中的揣法与瘢痕组织穴的取穴有联系吗?

刘宝库: 我谈一谈揣法,张老师说过揣法就是找穴,穴不是一个点,而是一个区域,但是,对于我们骨伤科临床来讲,就是找咱们瘢痕组织穴位。"揣"是什么意思呢? 就是你没选穴之前,你心里得要揣摩一下,我怎么去找这个穴,为什么去找这个穴,选这个穴目的是什么? 选完了之后怎么扎,扎到什么程度? 对瘢痕组织穴位来讲,不但要找到这个瘢痕组织及这个组织的区域,还要找到这个瘢痕组织中的穴位,就是瘢痕组织中重点中的重点,就是穴位中的穴位,我们称为靶点穴位。有可能是一个区域,这个区域是不是都要扎针? 不一定,要像打靶一样,打到靶心就够了,外面多少环都不如10环重要。揣穴的过程,就是对穴位的查体,临床中是用手去摸穴,不是量穴。例如咱们说的这个瘢痕组织穴位,你要全方位地三维立体地去找这个穴位,你要摸清这个穴位的底细,无论是在哪一层,还是什么组织结构,它的大小、质地,它的靶点到底在什么地方? 在揣穴的过程中,你要把这些信息收集全面,如此才能把这个穴位找准。

巩昌镇: 您对爪式手法有什么临床体会?

刘宝库: 找穴位的同时也是在做针刺之前的准备工作。为了把这个穴位找准,古人用爪甲做一个标记,就是把这个穴位定下来,等你扎针的时候才能知道穴位在哪里。如果我们指甲短或没有指甲,可以用管针的针管去标记,在找到穴位后,由轻到重,逐步下压,就会留下很深的圆形的痕迹,压完之后,标记不会消失,我觉得这个标记可能会更好一些,更明显一些。这种标记只是在体表上去确认穴位,临床上的瘢痕组织穴位大多数都在皮下,表面上固定了之后,只是给了一个大概的位置,所以在扎针之前,还要沿着这个标记重新去查找。这个爪法在临床中还有诊断的作用,比如说像头皮部位啦、骨头表面啦,你靠指腹这个位置感觉可能不那么灵敏,甚至找不到,你用指甲去弹拨的时候可能就比较清楚,要想找到这些瘢痕组织穴位就用这种方法。

巩昌镇:您认为循法具体是怎样循的?

刘宝库:张老师讲过了,用指腹的部位去循。按我的经验就是循按经筋经脉,肌肉的起止点也好,神经的走行也好,或者按这个筋膜链的方式也好,在循的过程中你就会发现在哪条经、哪块肌肉、哪里发现了瘀阻,发现哪里形成的瘢痕组织穴位影响到我们气血的运行。另外,"循"和"按"经常结合在一起,去找到这些病变组织到底在哪里,并且能分辨出什么是原发,什么是继发?

我以前讲按摩的手法当中提过循法的意义,它不但能帮助找到穴位,还可以帮助气血打通通路。循、按相互配合使用,用接力的方式激发人体的经气,使经气在经络当中流行得更加通畅。就像我们的水管堵塞了一样,用这些敲打的方式,产生震动,目的是让血管的管壁也好,经脉的通道也好,让这个通路更加通畅。

巩昌镇:对于摄法,临床中怎样来使用,怎么跟其他手法结合使用? 有什么临床意义?

刘宝库:这个摄法,张老师说以指甲为主。它跟循法结合起来使用,起到一个固摄和扣住这些病变部位的作用,不让它移动。"循""摄"这些方法可以联合起来使用,采用叩击的方式进行。因为临床当中,我们不能那么慢地去查体,去使用细微的动作,要求要快的时候就用这种叩击式连贯式的方法激发经气。叩击的时候,我的习惯是把五个指头捏在一起,中指放在最前面,靠抖腕的方式去叩击,作用点都在指尖上,这样手腕的抖动和拳头的重力落实到指尖上时,叩击的力量就会明显增加,刺激量也会明显增加。这些联合起来动作,在没扎针之前,张老师称之为激发经气,就已经起到了部分的治疗作用。并且这些方法结合起来之后,还可以降低针刺时神经的敏感度,减轻不适感。

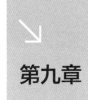

第九章

爬罗剔抉　刮垢磨光

——与李永明博士关于针灸气球模型的对话

　　李永明博士接受过系统的中医、西医、生命科学教育,在三方面均有独立工作经验和学术成果。李永明博士在辽宁中医学院时曾师承国医大师李玉奇教授;在哥伦比亚大学医院皮肤科及阿克曼皮肤病理研究所又师承国际著名皮肤病理专家阿克曼教授。李永明博士在《自然医学》《新英格兰医学杂志》《美国医学会杂志》《美国科学院学报》《癌症研究》等杂志发表过论文和摘要一百余篇,著有《美国针灸热传奇》(人民卫生出版社出版),曾获四项美国医药专利和多项科研基金。李永明博士现于美国新泽西州行医,从事皮肤病理诊断和中医针灸临床服务。

　　这篇对话是巩昌镇博士就李永明博士的针灸理论展开的一系列关于美国针灸医学发展的对话的第一部分。

气球理论的提出

　　巩昌镇:在这里我们专门讨论一下您的"气球理论"。我也把您的"气球理论"称为"气球模型"。我认为针灸产生复合效应这一点在针灸界会获得一些共识。当然经典针灸和现代针灸会有各自不同的解释。您提出了针灸效应的"气球理论",这一理论似乎能包容一些传统因素和现代因素。您是在什么基础上或者什么背景下提出的针灸效应的"气球理论"?

　　李永明:绝大多数有一定经验的针灸医生都会认同,针灸是一种复合疗法,不仅仅是刺入人体的针在起作用,还有很多其他复合因素也可能起到治疗作用。

当然其他医学疗法也是同样,可能针灸疗法更突出一些。这个结论是通过观察和分析大量的随机对照针灸试验而得出的,确切地说,是看到了很多试验中,对照组产生的"意想不到的疗效",而引发的思考和刨根问底。回过头来看,我们传统的针灸教育通常以针刺的技术为核心,主要教学生选穴和针刺手法等技术,常常忽略了针灸疗法所"携带"的其他治疗因素。而正是这些复合因素,在某些情况下可以起到重要的治疗作用。这方面,在西方流行的"软针灸"就发挥得淋漓尽致,是对传统针灸的重要发展和补充。"气球理论"将针灸治疗过程中可能产生的效果(包括疗效和副作用)分为五个层次:第一层,自愈效果;第二层,安慰剂效果;第三层,心身疗法;第四层,针刺非特异穴效果;第五层,针刺特异穴效果。

巩昌镇: 气球是一个很形象的、人们很熟悉的物体,人人都知道气球,但是我们平时看到的气球是单层的,您的"气球理论"中的气球是多层的。为什么您把您的针灸理论称为"气球理论"呢?为什么构造了一个多层气球呢?(见图2)

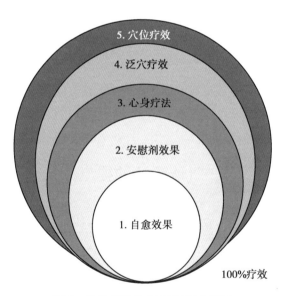

图2 针灸疗效的"气球理论"模型

李永明: 之所以称为"气球",有三个含意。一是说各层次的球的体积加在一起的总和,即复合疗效,是有限的,通常80%~90%,不可能超过100%,再吹就爆炸了；另一点要强调的是，各层次的体积是动态的，也就是说，某一层的增长会使其他层相对减少；最后要说的是，这五个气球实质上是一个气球，是不可分割的，如同要在临床上单独检测某个层次的疗效是十分困难的，甚至是不可能的。而对于患者来说，他们看到或感到的只是一个气球，即疗效，他们并不关心是哪一层在起作用。

巩昌镇： 这正好是针灸遇到的问题之一。针灸医生和病人关心的是综合效应、复合效应或者整体效应，而科学家们和研究者正是要分离这些效应。

李永明： 对。科学家们一定要搞清楚每一层的疗效，这样才能鉴真除伪，搞懂机制，推动医学科学的发展。而问题是，在过去设计针灸试验之前，无论是研究人员还是大多数针灸师，并不清楚针灸的这五层作用，所以设计的试验大多数是比较第五层的针刺特异穴位的疗效和其他四层的总和。也就是说，把其他四层都看作背景"噪音"的阴性对照，这显然是不公平的对照，在有些情况下，实质上是在比较两种不同的针灸疗法。按气球含意所指，如其中一层疗效（如心身疗法）在治疗某种病症（如疼痛）中被"最大化"，侵占了其他层次的疗效，那么就很难用小样本检测出第五层和其他四层总和的差异，也就是说，针刺特异穴位的疗效被严重稀释了，这就是近年来很多针灸临床试验中真假针刺无显著差别的症结所在。

气球模型的五个层次

巩昌镇： 在"气球理论"中，针灸发生五个层次的作用。对这五个层次，不同的群体有不同的关注：病人、针灸师、科学家、医学界。病人不关心哪个层次发生的作用，病痛减轻是一切；针灸师需要了解哪种类型的病和病人哪个层次的作用更加显著，这样不至于过度治疗或者治疗不足；科学家们的工作是分清甚至量化各层次的作用，这又是很难的一部分；医学界总是关注着科学家们的解释和针灸师们的临床结果。您的特殊身份让您占据着多个角色，如何评估"气球理论"在目前的状况？

李永明： 您说得很对，不同的人对针灸的五个层次作用关注点完全不同。患者只关心最后的疗效，我行医多年，几乎没听说过哪个患者抱怨医生是用安慰剂治好了自己的病。针灸师因身在其中，不一定完全认识"庐山真面目"是可以理解的。由于教育和文化背景的差异,不同的医生对针灸疗效的解释可能有很大差异。很多医生用针扎好了病,以为一定是因为辨证准确,扎对了穴位的原因,并没有意识到其他因素也可能起到的作用,或扎不是穴位处也可能有效。还有您提到的"过度治疗",如《美国医学会杂志》发表的来自中国的大型临床试验表明,治疗多囊卵巢综合征不孕症,重刺穴位和轻刺非穴位相比,所致怀孕生育率没有差异,但前者的腹痛和腹泻等"副作用"明显高于后者。如果说这个试验表明两种针刺都有效(可另外讨论),那么重刺法(硬针灸)在这种情况下就属于过度治疗了,因为轻刺(软针灸)效果相同,而患者对软针灸的接受程度一定会更高。

这类问题要凭针灸师个人总结经验达到行业的共识是很困难的,甚至是不可能的。只有引入科学的试验评估方法才能揭示真相,找到规律,达到相对的共识。正是科学家们坚持要做假针刺安慰剂对照,这些针灸界以前没意识到的问题才显露出来,并成为十分尖锐的问题,甚至威胁到针灸的发展。如果针灸完全是安慰剂的话,医学界是不会接受针灸的。

但现代医学试验研究也发现针灸不是一般的安慰剂,比通常的安慰剂效果更好,所以称之为"超级安慰剂"。我认为"超级安慰剂"是一个伪概念。目前针灸界要想走出这个困境,必须搞清针灸疗法五个层次的各自作用,层层剥茧,巧妙地设计临床试验,解答针刺的特异性和非特异性疗效问题。我个人认为,只要理论上讲得清楚,符合逻辑,经得起试验验证,又可以重复,最重要的是对患者有益,医学科学界最终会接受针灸为治疗多种疾病的有效疗法。

巩昌镇:气球理论是以一个可以逐步吹大的气球比喻针灸治疗时多种因素的复合效应,正是各种因素的综合作用可使疗效达到最大极限。如果他们单纯比较第五个层次和第二个层次还是比较容易得出差异的,但是要比较第五个层次同其他四个层次总和的差异,就比较困难了。解决这个问题的唯一办法可能是用很大的样本。这就是当前针灸随机对照临床试验经常遇到的问题。把自愈效果、安慰剂效果、泛穴疗效、心身疗法都当成"安慰剂对照组"产生的假针灸效果来比较,显然是错误的。气球理论的临床价值如何体现呢?气球理论对临床医生的指导价值在哪里呢?

李永明:气球理论另一个潜在的价值是帮助针灸医生提高疗效。当医生懂得这五个层次的道理后,就可以有目的地根据具体病症、患者特征及医生所长,加强某一层次的疗效,取得更好的治疗效果。比如,大量临床证据证明,多数特发性面神经麻痹患者可以自愈;研究表明,安慰剂本身对很多病症有30%~50%的疗效;美国国立卫生研究院资助的研究表明心身疗法治疗慢性疼痛有效;德国的大型临床试验结果显示针刺非特异穴位治疗腰痛同针刺特异穴一样有效;中国中医科学院的研究表明,使用电针刺激腰骶部的中髎和会阳治疗女性压力尿失禁有特效。这些临床研究的重要信息都可以指导针灸医生根据病情,把治疗的重点放在气球的某一个层次上。

这里需要说明的是,所谓"气球理论"只是对临床现象的一个总结,便于形象记忆。其实在中医的古典医籍和先贤的医验中有很多关于复合治疗的描述,比如"治神",有些是以其他文化形式或载体出现,只是现代针灸临床试验的研究结果倒逼针灸界一定要把复合的针灸疗效讲清楚。

软针灸和硬针灸

巩昌镇: 在以上我们对"气球理论"介绍的过程中,您已经用到了在构建"气球理论"中用到的一些基本概念。您提出了两种针灸的区别:软针灸和硬针灸。如何定义和区分这两种针灸呢?

李永明: 硬针灸是指沿袭中国传统的针灸,其特点是重视经络和手法,取穴较少,注重特殊穴位,强调针感,治疗时患者不一定入静,使用比较粗和长的针灸针,一般无需针管;软针灸是指目前在西方比较流行的针灸方法,部分源自日本针灸,其特点是重视取穴的方便,并不十分强调手法和针感,取穴较多,患者在针灸时需要躺卧入静,使用比较细和短的一次性针灸针,多采用针管辅助进针。目前在美欧国家使用的大多数是软针灸,而在中国流行的主要是硬针灸。软针灸安全性高,较容易为患者接受,在治疗中加入了"入静"和"放松"等因素,治疗某些病症的疗效很可能不低于硬针灸。硬针灸已经经过了多年临床实践的验证,对需要强刺激的患者可能疗效更好,能充分发挥针灸师手法的作用,有较多的历史文献支持。两种疗法对一些疾病的疗效可能会有所不同,很可能是各有所长。软针灸还有可能强化了"安慰剂"的疗效,在临床试验中比较难以检测出同"安慰剂"治疗的统计学差异。硬针灸和软针灸的假说可以用来解释为什么在西方进行的临床试验结果同传统中医针灸理论和实践有很大差异。

巩昌镇: 软针灸和硬针灸无论在针灸理论、针灸方法、针刺部位、针刺技术上都是有区别的。区别软针灸和硬针灸是针灸来到西方后的一个进展吗?

李永明: 自从中国传统针灸走向世界以来,针灸疗法在西方应用中不断改进,已经发生了很多潜移默化的改变。大部分针灸西化或现代化的改变是为了适应当地的患者、环境、文化及增进疗效,其中一些实质性的进步对中国的针灸界也有启迪作用。比如,在美国完全普及的针管辅助进针法,基本解决了进针疼痛的问题,这确实是针灸现代化的一个巨大进步。西方现在广泛流行的针刺疗法,在针具、选穴、手法、疗程、适应证等许多方面同传统中国针刺疗法(包括在中国现行的针灸方法)已经有了很大的区别。不了解这些差别,不认真研究这些差别各自的临床价值,有可能对临床试验结果做出错误的解读并得出误导的结论,也不利于为患者选择最佳的针灸疗法。

巩昌镇: 这也是您为什么提出了"硬针灸"和"软针灸"的差别的原因。除此之外,"硬针灸"和"软针灸"的区别还有其他意义吗?

李永明: 硬针灸和软针灸的比较研究具有现实和长远的临床意义。比如在临床研究中,可以先从调查东西方临床医生针刺治疗差别开始,然后设计随机对照临床试验,比较两种针灸疗法治疗不同疾病的疗效,以及同"安慰剂"的差异。另外,"硬针灸"和"软针灸"的区别还可以用来回答哪种针灸疗法更适合什么样的病症这个临床实际问题,这个区别也可用来解释当前西方临床针灸试验结果造成的一些困惑。

巩昌镇: 对痛症而言,如何解决泛穴论和"以痛为输"的矛盾?

李永明: 气球理论将泛穴和特殊穴位的作用分别归为第 4 层和第 5 层疗效。"以痛为输"为第 5 层,泛穴为第 4 层,两者不矛盾。因为特殊穴(常用经典穴、反映点、阿是穴等)往往在通往大脑疼痛中枢的"高速公路"上,所以针刺可以通过神经系统产生立竿见影的效果。而泛穴和软针灸可能是通过皮肤肥大细胞、神经、血管及体液系统,以及第 1、2、3 层的综合作用而产生疗效。也就是说,针灸的即时效果应该以神经为主,所以扎在敏感点效果更好,而延迟疗效可能是综合的,刺激点不一定十分特异,也不一定要有很强的针感。

心身针灸的含义

李永明:"心身针灸"是指近年来针灸临床试验中发现的一种现象,即针灸疗法往往含有心身疗法的内容。比如,患者在治疗中入静、听轻音乐、接受医生的指导,甚至有冥想或正念疗法的内容,也有针灸师加入运动、动针及导引等内容。这些由针灸师在实践中摸索出的有效疗法实际上就是"心身疗法",在西方流行的"软针灸"中体现得更明显。这些疗法的作用超出了针刺本身的作用,但又不是自愈或安慰剂作用,所以我将此归为气球理论的第3层。认识到这层作用非常重要,因为西方近年来很多临床试验证明,瑜伽或行为认知疗法等"心身疗法"治疗腰痛等多种慢性疼痛有效。而我的质疑是,针灸疗法其实已经包括了"心身疗法",为什么一些临床试验反而得出针灸治疗多种慢性疼痛无效的结论呢? 其中一个重要原因是,在这些试验设计中把针灸疗法的心身部分当作对照组了,也就是当作背景噪音了,所以结果往往是假针灸和真针灸都有效。由于临床上对于某种病症最大的效果是有限的,如同一个可以吹爆的气球,放大了的心身疗法疗效及安慰剂作用,稀释了针刺的特异作用,小样本试验很难测出针刺的特异效果。这就是针灸临床研究的要害问题。其实,我个人认为,心身疗法的作用同针刺的作用是很难分离的,甚至在某些情况下是不可能单独检测的,因此,统称为"心身针灸"比较好。而每个针灸师都应该清楚地认识到,针灸疗法含有心身治疗的成分,在临床实践中应该充分发挥这些方法的作用,最大限度地提高针灸疗效,服务于病人。

至于心身疗法的作用机制,可能比较复杂。近年来有大量的基础研究证据,表明人类的大脑和意念对免疫、内分泌、心血管等非神经系统有着直接的影响,这也同东方文化中的气功、太极拳、导引等养生方法不谋而合,针灸术含类似的成分应该是顺理成章的。

巩昌镇:实际上在美国的针灸治疗过程中至少有双重的心身疗法因素,一层是来自针灸本身,特别是软针灸、舒适化针灸,一层来自针灸医师提供的环境和服务因素,像曼妙的音乐、舒适的环境、积极的引导、伸展和运动,有没有研究试图评估这两层因素对治疗分别起的作用?

李永明:是的,至少有两层,针作为一个载体也有心身疗法作用。如同练功者持一把剑,什么样的剑并不重要,但有剑没剑会有区别。据我所知,目前还没有设计很好的临床研究区分这两层的作用。但有研究表明,放松部分在针灸疗法中起一定作用。

气球理论的证据

巩昌镇:几个月前,您对科罗拉多州科学家发表的一项研究的解读,好像是应用您的"气球理论"。"气球理论"体现了针灸穴位系统的多样性,针灸效应的多重性,针刺作用机制的多面性,自然也提示着针刺手法的多样性。"气球理论"的五个层次也提出了一个问题,不同的疾病在选择穴位、使用手法上的不同,我说的不是传统意义上的,我的意思是泛穴、经典穴/特定穴的不同搭配,舒适针法和传统手法的搭配。从对上面研究的解读,可以看出科学家们正在不知不觉地为针灸疗效和作用机制提供着证据。虽然这些证据还很稀少,但是也正在积聚,不留心也就从身边溜过了。还有哪些最近的研究为"气球理论"提供了证据呢?

李永明:据美国国立卫生研究院补充整合健康中心消息,《自然通迅》杂志2017年2月6日发表了一篇该中心资助的疼痛研究文章,揭示了大脑控制疼痛的一些秘密。科罗拉多的科学家综合分析了8个功能磁共振成像(fMRI)研究项目的结果,其中包括了183位健康人体的 fMRI 疼痛研究数据,总结出了一个复杂的人体大脑疼痛控制图。简而言之,研究发现人体大脑有多个对疼痛的反应区域,分为三组:第一组对不同的疼痛刺激强度产生反应;第二组对心理因素产生反应(如对疼痛的期望、感知控制疼痛及条件反射控制疼痛等);第三组区域的反应可以抑制疼痛。另外一个发现是,大脑对疼痛的区域反应和控制似乎与疼痛的来源无关。

这项重要的基础研究不但对理解复杂的疼痛机制有帮助,还为临床针灸治疗疼痛提供了重要启示。很可能是,针灸治疗疼痛的不同理论、方法及手法就是通过三组不同的区域产生作用。比如,硬针灸"以痛治痛",可能作用于一区;软针灸"无痛治痛",可能作用于二区;所有皮肤刺激都可能影响三区,出现"泛穴"现象;针灸的巨刺、缪刺、远端取穴法等所以有效,正是因为控制疼痛的中心在大脑,与疼痛的来源无关。另一个证据是,针刺治疗幻肢痛也有效。我相信,对人体大脑的深入研究一定会揭开更多传统疗法的秘密。

的确如您说的那样,对疼痛基础科学的研究会提高我们对针灸镇痛的认识,甚至推动针灸疗法的进步。比如我们过去以为对某种痛症找到病因、辨证精准、治病求本就可以治愈了,如果治疗效果不好,一定是辨证有误,没找到最佳治疗方案,而科学研究揭示的信息是,大脑并没有一个固定的疼痛控制中枢,人体对疼痛的反应和控制也是多中心多途径的。这也很好地解释了为什么临床治疗同样的痛症,可以使用多种针灸方案和非针灸疗法,都能产生疗效,不一定仅一个最佳治疗方案。如"气球理论"提到的五层疗效,很可能就是分别经不同途径作用于大脑的不同区域产生疗效的。针灸医生完全可以根据自己的特长和患者的病情,重点发挥某一层次的疗效。由于"气球"的作用,一个放大了的层次可能会取代另一个层次的作用。比如,心身疗法作用的增加可能会代替针刺的作用。当然,针灸治疗还有直接改善周围组织和细胞的作用,这是另一个话题。

对脑科学的研究还告诉我们,尽管疼痛是多中心多通路调控,但疼痛的感觉和控制还是在大脑,同疼痛的来源无关。这也提示研究针灸"愈合"疼痛的重点是对大脑的影响和作用,而不必要研究腰痛、腿痛、膝痛、足痛的各自机制。也就是说,研究针灸对人体的"愈合机制"非常重要,可能是解开针灸为什么对多种病症有效,回答针灸到底能治疗什么疾病的钥匙。

重新认识针灸适应证

巩昌镇:如果针灸治病主要是通过强化或促进人体的愈合作用实现的,那么讨论针灸适应证的意义在哪里呢?

李永明:针灸疗法虽然在东西方广泛应用已经近半个世纪,但在针灸治疗适应证方面,到目前为止,中西医生及临床科研学者尚不能达成共识。1979年世界卫生组织就曾推荐过43种针灸可以治疗的病症,而后,世界卫生组织米兰会议于1996年又提出了3类64种针灸可治疗病症。但由于缺乏严格的临床试验证据,世界卫生组织的推荐并没有得到美国等西方医学界的广泛接受。1997年美国国立卫生研究院针灸共识听证会认同针灸治疗3种病症有效,并建议作为11种病症的综合疗法。近年来随着用循证医学方法研究针灸临床疗效报告的增加,针灸可治疗的病症还在不断扩大。然而,这些"官方"或"循证"认定的针灸适应证,无论在范围还是在种类方面,同东西方针灸医生的临床经验、中医历史文献记载、经典针灸教科书所述及患者的反馈并不一致,更得不到广大临床针灸师的认同,令学术界困惑。

我认为,对针灸适应证存在不同观点的主要原因是研究者并没有按照针灸治疗疾病的原理认知针灸。如果按照当前的思路,遵循西医对疾病的诊断和分类方法,逐个验证针灸对每个疾病甚至症状的疗效,不但耗时费资,在医理上也有所不通。因此,我曾提出按照针灸治疗疾病原理验证临床效果的方法,供临床研究参考。

此假说并非仅通过临床试验即可证实,还需要通过基础实验研究揭示针灸对人体生理和病理机制的影响。证实针灸对人体神经、内分泌和免疫等系统的调节和平衡作用,以及针灸对组织再生、炎症反应、血液流变、损伤修复、条件反射、精神康复、安慰剂效应及其他同人体自愈功能有关的机制的影响。最终通过严格的临床试验证明针灸对各种疾病的真实疗效,为针灸在临床的广泛应用找到科学依据。

巩昌镇:针灸的多重/多层作用应该会成为一条基本公理的。这也是"气球理论/模型"的基本假设。在这样一个理论下,我们就不应该单一地寻求针灸作用的一条通路了。您看,经络理论、神经理论、肌筋膜链假说都是假定针刺作用在穴位上,这种刺激通过某一通路传递信号,到达病所,到达中枢,然后信息反馈,产生愈合。当然,如果画出这些通道会很醒目,也是一种理论的抽象和简化。那么寻找这些通路还是针灸研究的重点吗? 这些通路还是指导临床的重要线索吗?

李永明:将气球理论所指的针灸多层次作用说成为一个公理应该不算为过。还有很多其他说法也提示针灸具有复合作用。针灸界早就知道刺激穴位本身只是针灸疗法的一部分,还有其他成分在起治疗作用。在传统实践中,针灸师通常以东方哲学、古典理论、地域文化、某种信仰、自拟学说作为载体或说理工具,以加强针刺疗法的作用。经常见到的情况是,"大师"一针下去可以产生神奇的疗效,而学生却很难重复同样效果,殊不知相差的不仅仅是针技。

按照现代科学的观点,针灸的大部分治疗作用应该都包含在气球理论的五个层次之中了。如您所述,针刺本身可能通过多种生理通道产生疗效,比如神经、血管、体液、肥大细胞、肌肉、筋膜等等,再加上非针刺成分的效果,显然产生最后疗效的机制错综复杂,很难用一个统一的通道来解释针灸的作用。所谓由穴位直达病所的"直线",只是一种虚拟的连线,并非实体,也就是你说的理论抽象和简化。

以互联网为例说明,从纽约发出的微信,在北京可以瞬间见到。你可以在地图上画一条直线,说纽约和北京有"经络相通",但实际上电子信号可能是通过海底电缆,也可能是通过通信卫星,还可能是通过信号塔的接力传递等多种途径传播的,对于用户来讲,什么途径并不重要,重要的是信号强不强。

您所问的关于研究这些通道的价值,我认为还是非常重要的,可以解释针灸的科学基础,另外,通过认知这些机制,还有可能进一步提高针灸的临床疗效,推广针灸的应用。毕竟,人体的"针灸互联网"是否存在还面临着严肃的质疑。

气球理论对针灸的新认识

巩昌镇:"气球理论"给我们带来了一些全新的认识针灸作用的观念。这些观念有些是对传统理论的加强,有些是现代理论的拓展,有些是传统理论与现代理论的整合。这一学说有着数据的支持,并且对大量的临床试验数据做出了更好的解释。我现在的问题是,在这一学说指导下,针灸临床的适用范围扩大了吗? 或者说,在这一学说指导下,临床医师如何探讨针灸临床适用范围中的新病种?

李永明:您的问题实质是问理论对实践的指导作用。"泛穴理论"可以说将针灸的穴位和经络由一维的点和线,扩大到二维,即人体的全部体表。如果能够得到科学的证实和针灸界的广泛认可,实际上能将所有人体表面的刺激疗法都归入广义的针灸范畴。朱兵博士就提出过针灸是"复兴体表医学"的说法。"气球理论"则扩大了针灸治疗的第三维空间,包括自愈、安慰剂、心身疗法、非特异穴位针灸及特异穴位针灸。这里的内涵是,复合针灸疗法不仅仅是扎针治病,而是包含了 5 个层次的临床干预,所能治疗的临床病症的范围和取得的效果,当然会超过单纯的针刺穴位疗法。这也是很多人发现针灸疗效"神奇",但又很难用一根小小的针来解释的原因。

关于如何扩大针灸临床治疗的新病种,我想也可以从"气球理论"得到启示,但最重要的是要在 5 个层次的作用机制上找到根据。我在《美国针灸热传奇》中曾经专题讨论过"针灸适应证",转引如下：

针灸适应证假说：大量的临床实践和研究表明，针灸的最主要医疗作用是能激发或促进人体的自愈功能，所以，"凡是能够通过人体自愈机制得到改善或康复的病症，都有可能受益于针灸治疗"。也就是说，针灸疗法是通过增强人体的自愈机制以改善或治愈各种病症的。这个假说可以解释针灸能治疗哪些病症，也可以帮助针灸师发现新的针灸适应病症。

巩昌镇：按照气球理论，5层疗效是混在一起的，那么怎么才能区分气球的各个层次呢？怎么能证明哪部分疗效是针刺造成的呢？

李永明：这的确是个难题。要看具体的病种和病情及治疗手段。以疼痛为例，患者通常在试验中记录的是主观疼痛指数，如果疼痛改善了，比如从9降到2，临床上很难知道是安慰剂还是针刺降的，因为两者都可以把疗效的气球吹大。

但也有例外的情况，比如，密歇根大学的一个疼痛研究组于2009年报告过一个临床研究，比较中医传统针刺与不刺入皮肤的假针刺治疗疼痛的效果，发现虽然两者都可以降低疼痛，临床统计疼痛指数无差别，但PET扫描大脑发现，接受假针灸患者的大脑中的"未结合阿片受体"减少了，也就是说内生阿片增加，同受体结合了。而相比之下，接受真针刺的患者大脑中的"未结合阿片受体"增加了，也就是说针刺通过增受体而降低疼痛，在机制上与安慰剂不同。这也可以解释为什么针刺止痛的效果通常比安慰剂更持久。而这个试验没有回答的问题是，如果二者作用的机制不同，相加在一起是否能更大？是否有协同效应？是否能做到1+1=2或=3？这是一个可以用严格的试验来回答的问题。如果真是这样，就用试验证据说明了临床上使用软针灸或软硬兼施是有道理的，也支持复合针灸疗法是合理的，可能是最优的方案，因为同时实施多种因素可以把疗效的气球吹得最大。

气球模型的五行结构

巩昌镇：气球模型有点像金字塔结构，西方思维成分偏重一些。您又把气球模型转换成了类似于五行结构的模型，东方色彩更浓一些（见图3）。可否对此解释一下？

李永明：我最初提出这个多层次的针灸疗效如同一个可以逐渐吹大的"气

球",是想用一个通俗的比喻解释临床多层次疗效的叠加作用,但最大疗效是有极限的。各层次因素都能占一定比例,但又是动态的,因病、因时、因人而异。这个比喻可以较清楚地显示临床试验的比较点,解释为什么比较 5 和 1+2+3+4 时,很难比较出差异。也就是说,如果临床试验时,气球的空间(疗效)如被对照组占多了,给第 5 层留下的太少了,就很难看出"特异的疗效"。

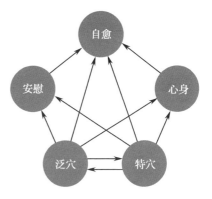

图3 针灸复合疗法中五个层次的相互关系

但是,针灸临床上的 5 层疗效,在实践中是很难分割开的。而且这 5 个因素是相互作用、相互促进、相互转化,甚至是相互竞争的(如气球理论中,对照组抢占了治疗组的疗效)。因此,将针灸的 5 个主要因素建立一个"针灸五行疗效"的模型更能表现针灸复合疗法,便于针灸医生理解各因素之间的关系,在实践中充分放大各种因素,使临床疗效最大化。传统哲学中的五行学说,核心内容是表达事物之间的关系,用在这里恰巧有指导作用。

另一个常遇到的问题是,气球理论中每个层次的疗效有多大? 这是难以准确回答的问题,影响因素很多,要看具体的病种和病程及个体因素等。但这个问题不是不可知的。比如,我们知道安慰剂的疗效可以达到 20%~50%;还知道大多数急性腰痛在 8 周左右会自愈,发病时间久了自愈的可能性会加大;一些心身疗法对慢性疼痛有效,数据也是知道的(其中包括了安慰剂效果)。因为总的疗效对某一种疾病是有上限的,所以,可以根据这些条件,估算出针灸对某一种病的疗效占比多少。

我们对话的一个焦点就是,如何把经验、数据、证据上升为理论,指导针灸医学实践。如同自然科学和社会学的任何一个领域,能真正反映针灸规律和公理的理论对认识和发展针灸应该十分重要,而这些理论只能来自最可靠的、可以重复的临床经验、文献及试验数据。目前针灸发展的现状是,特别需要新的理论解释现代研究产生的数据和结果,从而指导未来的针灸研究和实践。如果泛穴理论和气球理论能被针灸界接受,很可能有一半的临床试验结论要改写,很多过去被认为阴性的结果会变成支持针灸有效的证据。更重要的是,实事求是的科学态度会促进针灸的发展,提高针灸的疗效,扩大针灸的应用范围。关于主流医学界对针灸的认可,我认为还是取决于两个因素,一个是科学证据,另一个是市场需求。前者在当前最重要,后者是最终决定针灸生存的理由。

如前所述,因为针刺增强人体的愈合作用是最重要的针灸原理,所以,各种医源性、心理和社会因素及自身免疫和生理失调等,所造成的"创伤"都可能是针灸的适应证。比如:各种疼痛、焦虑、抑郁、不孕、过敏、自身免疫及激素失调等病症,都是人体对"创伤"的病理反应,在愈合过程中可能得到针灸的帮助。

针灸的另一个发展机遇是市场的需求和现代西医的薄弱环节。比如,美国因滥用镇痛药已经造成了巨大的社会问题,现在医学界广泛推荐非药物疗法为一线治疗疼痛方法,而针灸在非药物止痛方法中无疑是最佳的,这就是历史发展的机遇。

至于我对当前针灸临床研究的建议,应该是同广大在一线工作的针灸师的想法是一致的。就是要用坚实的数据,无可争议地证明针灸对一些常见病症的有效性,并提供合理的生物医学解释。

以上我提到的一些所谓"理论",仅仅是个人的一些初步认识,其正确性和价值还有待证据的积累和时间的检验。在多年来与同行的交流和讨论中,也得到了很多支持、反馈和批评。尽管大家的观点可能有所不同,但每次自由的学术讨论和争辩几乎无一例外都会推动针灸的发展,我想,这也是您和我对话的初衷。

55检